Maître de ses Chakras Maître de sa vie

Données de catalogage avant publication (Canada)

Labonté, Marie Lise

Maître de ses chakras, maître de sa vie: selon les enseignements des anges Xédah et de l'archange Michaël

ISBN 2-89436-135-1

1. Chakras. 2. Écrits spirites. I. Xéda (Esprit). II. Michel (Archange: Esprit). III. Titre.

BF1442.C53L32 2005   131   C2005-940102-8

Nous reconnaissons l'aide financière du Gouvernement du Canada par l'entremise du programme d'aide au développement de l'édition (PADIÉ) pour nos activités d'édition.

Nous remercions la Société de Développement des Entreprises Culturelles du Québec (SODEC) pour son appui à notre programme de publication.

Conception et réalisation:
   Paul-André Latulippe

Assistants à la réalisation:
   Marie Lise Labonté et Jérome Angey

Révision linguistique:
   Jocelyne Vézina

Infographie:
   Caron & Gosselin

Mise en pages:
   Composition Monika, Québec

Éditeur:
   Éditions Le Dauphin Blanc
   C.P. 55, Loretteville, Qc, G2B 3W6
   Tél.: (418) 845-4045 – Fax (418) 845-1933
   Courriel: *dauphin@mediom.qc.ca*

ISBN 2-89436-135-1

Dépôt légal:
   1er trimestre 2005
   Bibliothèque nationale du Québec
   Bibliothèque nationale du Canada

Marie Lise Labonté

Maître de ses Chakras Maître de sa vie

Selon les enseignements des anges Xedah et de l'Archange Michael

Transmissions de 1995 à 2000

Le Dauphin Blanc

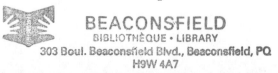

De la même auteure aux Éditions le Dauphin Blanc:

Les Familles d'âmes, 2002
De l'Ange à l'Archange, 2003

Table des matières

Préface

Ce livre a pour but de vous faire découvrir les centres d'énergie appelés chakras.

Les chakras sont connus depuis fort longtemps en Orient, là où certains mystiques (les yogis) expérimentent la relation entre l'homme (le microcosme) et l'Univers (le macrocosme) au moyen de la vision intérieure. Les yogis ont appris à agir consciemment sur leurs centres afin de s'améliorer, de mieux contrôler leur vie et les lois de la nature.

Les enseignements donnés sur les chakras par les Anges Xedah et l'archange Michaël sont inédits, en ce sens qu'ils sont particulièrement bien adaptés à la réalité du monde d'aujourd'hui. Ils permettent d'aborder les chakras sur les plans psychologique et philosophique de façon simple et pratique.

À travers ces enseignements, chacun pourra trouver une compréhension nouvelle, une échelle de valeurs pleine de bon sens, une logique naturelle.

Des informations nous sont données sur la réalité d'un système dynamique de forces et d'énergies parcourant l'ensemble du corps et que nous influençons consciemment ou inconsciemment.

L'homme en est le maître, mais le savons-nous?

En effet, à travers la relation qu'il a avec lui-même et les autres, dans son mode de vie et ses choix, l'homme transforme ses centres d'énergie. Il est également sous l'influence de ses centres, directement reliés à sa nature profonde, son âme.

Ainsi, dans cette communication intérieure et extérieure, qui se vit à travers nos centres, nous sommes intimement guidés sur notre chemin d'évolution. Le libre arbitre qui réside en chacun de nous se situe dans le choix de prêter attention ou non à ces messages.

Ce livre traite des sept chakras principaux. Il s'agit de sept centres d'énergie et de sept niveaux de conscience ayant des fonctions différentes, reliés entre eux et formant un tout. Ce sont les outils d'expression de la personnalité et de l'âme à travers la structure humaine.

Nous apprenons qu'il suffit qu'un seul de ces centres ne réponde plus à ses besoins vitaux ou ne soit plus en relation avec les autres pour que «le temple humain» perde son harmonie.

Grâce à des exercices pratiques d'exploration intérieure, il nous sera possible de définir quels centres ont le plus besoin d'attention et de soutien de notre part. Nous pouvons également prendre conscience de la manière dont notre âme nous interpelle dans notre quotidien, par le biais de ces centres, pour nous aider à évoluer.

Je remercie les auteurs de cet ouvrage pour la vision nouvelle qu'ils nous apportent.

Jérome Angey

Avant-propos

Cet ouvrage est le recueil de plusieurs années d'enseignements par les Anges Xedah et l'archange Michaël sur les chakras et leur fonctionnement en relation avec notre âme et notre incarnation terrestre. Ces enseignements ont été transmis sous la forme de transmission médiumnique dont j'étais le canal à l'époque ; je le suis encore maintenant. Ces enseignements sont uniques ; je ne les ai pas retrouvés dans aucun autre livre portant sur les chakras. Ils sont uniques, en ce sens qu'ils ne touchent pas seulement la description et la fonction du chakra, mais aussi la relation entre le chakra, la personnalité et l'âme. Donc, ces enseignements sont très concrets, vivants et simples. Il sera aisé pour le lecteur de s'y retrouver.

Une énorme somme de travail a été effectuée afin de retracer pour les années 1995 à l'an 2000, tous les séminaires, conférences, formations où la vibration donnait des informations sur les chakras. Sans le courage et la persévérance de M. Paul-André Latulippe, qui pendant cinq ans a retracé et copié les enregistrements portant sur le thème des chakras, ce livre n'aurait jamais vu le jour. Je le remercie de tout mon cœur.

De plus, un bon nombre des enseignements que vous retrouverez dans ce livre ont été donnés dans des contextes fort précis de formation de guérison et dans des séminaires.

Nous avons dû éliminer des sections entières pour ne pas transmettre le contenu de formations précises sur les chakras. Encore là, le travail de répartition des textes destinés aux guérisseurs et de ceux destinés au large public a été fait avec minutie et respect. J'ai supervisé ce travail pour m'assurer que le contenu du livre reste compréhensible, respectueux de la vibration, et ne serve pas d'outil à quelqu'un qui voudrait s'improviser *énergéticien* du jour au lendemain.

Pour m'assurer que le lecteur puisse suivre aisément le contenu du livre, j'ai divisé chacun des chapitres de présentation des chakras en sections ainsi nommées : présentation, localisation, relation avec les autres chakras, dysfonctions, harmonisation et enfin, exploration et pratique.

Les textes ont été reçus et enregistrés en langage oral ; par contre, ce langage a été transposé en langage écrit. Nous avons fait un effort important pour ne pas altérer la transmission orale de la vibration et conserver la structure linguistique atypique des Anges Xedah et de l'archange Michaël tout en rendant le tout lisible. Nous nous excusons auprès des linguistes ou de toute autre personne «mordue de linguistique» ; pour lire cet ouvrage, ils devront élever leur taux vibratoire.

Dans la présentation du chapitre des configurations, j'ai retenu sept configurations de dysfonctions que nous retrouvons largement décrites tout au long du livre. Ces configurations des chakras dysfonctionnels étaient au nombre de vingt et une. Les quatorzes configurations non mentionnées font partie de la formation transmise aux *énergéticiens*. Une partie des enseignements que vous retrouvez dans cet ouvrage a fait partie aussi d'un enseignement global qui s'est échelonné sur plusieurs années et qui était destiné à des gens ayant suivi les enseignements des Anges Xedah et de l'archange Michaël. Le titre de ces enseignements étaient: «Maître de sa vie». C'est pourquoi vous retrouvez souvent le mot «maître» dans ce livre. Ce terme fut utilisé pour éveiller en nous «le maître intérieur».

J'invite le lecteur à prendre des temps d'intégration pour pratiquer les exercices et les méditations entre les chapitres présentant les chakras. Le contenu du livre est très profond et peut amener de grands changements chez la personne qui est prête à se rencontrer et à vivre l'expérience de devenir « maître de ses chakras, maître de sa vie ».

Je vous remercie de la confiance que vous me portez et je vous souhaite une rencontre d'amour dans votre relation à la vie et aux chakras que vous portez, ces portes d'énergie et d'amour dans la communication avec notre monde intérieur et le monde extérieur.

À bientôt !

Avec amour,

Marie Lise Labonté

Introduction

À travers les enseignements qui suivent, nous vous présentons une rencontre intime avec les résistances ou les blocages reliés à la fonction vitale des chakras. Ainsi, vous serez guidé dans une rencontre intime avec la vie qui vous habite et avec l'énergie de l'amour qui circule en vous,

Lorsque nous vous parlons de l'énergie vitale qui repose au cœur même de vos centres d'énergie, appelés chakras, nous vous parlons de la force spirituelle et de la force kundalinique (voir le lexique), cette force de vie qui vous habite dans l'incarnation terrestre.

Cet ouvrage est une exploration dans laquelle vous serez invité à découvrir votre capacité à devenir maître de votre vie, maître de vos chakras.

Votre âme s'est incarnée sur la planète Terre. Ainsi, vous avez accepté de vivre à travers la densité de la troisième dimension (niveau vibratoire de la dimension terrestre actuelle), de vous élever pour aider cette densité à atteindre un état de lumière et d'amour. La réelle mission de votre âme est d'aimer, de reconnaître le divin en vous-même et chez l'autre. La réelle mission de votre âme est d'élever les vibrations de la troisième dimension, d'unir votre cœur et votre conscience et, ainsi, de partager un regard beaucoup plus grand, beaucoup plus enveloppant et beaucoup plus aimant de la réalité terrestre.

Dans cette incarnation, vous avez choisi de rencontrer vos centres d'énergie là où siègent la vie et l'amour en vous-même. Vous avez choisi de vous retrouver et de retrouver en vous, non seulement les mémoires de cette vie qui permettent l'ouverture ou la fermeture de vos centres d'énergie, mais aussi les mémoires d'autres vies qui peuvent affecter et entraver, dans cette incarnation, la circulation de la vie en vous-même. Vous êtes la vie. Vous êtes la vie incarnée dans une âme habitant un temple qui est votre corps physique et tous vos corps subtils.

Vous êtes l'arbre de vie, ce canal dont les branches et les feuilles sont dirigées vers le ciel et s'y nourrissent et dont les racines prennent leur force, leur sève, dans la terre.

Vous êtes habité d'une structure spirituelle nécessaire et tout à fait adaptée à votre incarnation. Cette structure existe à travers l'enveloppe physique ; elle est tout d'abord constituée de ce canal vibratoire appelé la *sushumna* en terme sanscrit (voir le lexique). Ce canal accueille l'énergie kundalinique, qui est votre énergie de vie, qui est l'énergie spirituelle naturelle à votre essence divine. Cette énergie démontre totalement que vous êtes divin et que votre nature profonde est la divinité.

Dans cette structure spirituelle viennent aussi se loger des centres d'énergie appelés chakras qui passent à travers dans la sushumna (canal vibratoire, voir dessin) et y prennent racine. Les chakras sont tels des soleils dont l'unique rayonnement est l'amour. La nature profonde de chacun de vos chakras est l'amour du divin, car vos chakras sont alimentés par le feu kundalinique, cette énergie divine qui vous habite. Vos chakras sont l'expression de votre divinité. Ils sont tout aussi naturels que vos orteils, vos doigts ou vos yeux. Ils sont tout aussi subtils que toutes vos enveloppes subtiles. Ils sont tout aussi tangibles que votre enveloppe physique. Leur fonction est de porter la réalité de l'expression de votre divinité dans la réalité de votre incarnation. Vos chakras sont des structures tout à fait naturelles. Ils ne sont point «extra hors de l'ordinaire».

L'énergie kundalinique, l'énergie spirituelle, l'énergie de vie, l'énergie divine, le feu sacré divin qui vous habite est tout aussi naturel et alimente ainsi tous ces soleils. Vos chakras sont expression et réceptivité. Ils sont les deux, constamment les deux: s'exprimant et recevant, émettant, s'exprimant et recevant, donnant et recevant, transmettant et recevant, transmetteurs, émetteurs et récepteurs. Vos chakras sont vos antennes, vos centres de communication.

Il n'y a point de chakras moins nobles que d'autres. Ils sont tous sacrés, ils sont tous divins, ils sont tous alimentés par le feu de l'amour. Certains de ces chakras sont en relation directe avec la Terre, car cette Terre qui vous soutient est aussi sacrée. Certains de vos chakras sont en relation avec les chakras environnants qui les entourent, tout aussi sacrés. Et certains de vos chakras sont en relation avec les plans célestes, les plans célestes étant tout aussi sacrés. Vous êtes unique chacun et chacune, dans votre authenticité, dans la vérité qui est la vôtre. Vous avez cette force spirituelle qui est tout simplement la vie, qui circule dans l'arbre que vous êtes, à travers votre canal, à travers vos centres d'énergie que sont vos chakras.

Chapitre 1

Présentation des chakras

PRÉSENTATION DES 7 CHAKRAS PRINCIPAUX ET LEUR CORRESPONDANCE ANATOMIQUE

Chakras	Glandes	Parties du corps associées
1- Base	Gonades	Système reproducteur...
2- Hara	Surrénales	Moëlle épinière, reins...
3- Plexus	Pancréas	Estomac, foie, vésicule biliaire, système nerveux...
4- Cœur	Thymus	Cœur, sang, système circulatoire...
5- Gorge alimentaire...	Thyroïde	Poumons, bronches, cordes vocales, canal
6- 3e Œil-conscience	Pituitaire	Cerveau postérieur, œil gauche, gauche, système nerveux...
7- Couronne	Pinéale	Cerveau Antérieur, œil droit

LA STRUCTURE

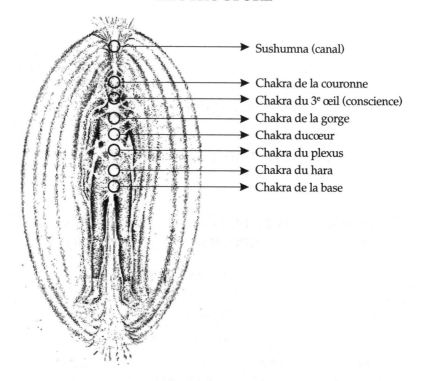

Sushumna (canal)

Chakra de la couronne
Chakra du 3ᵉ œil (conscience)
Chakra de la gorge
Chakra ducœur
Chakra du plexus
Chakra du hara
Chakra de la base

Vous permettez l'union du terrestre au céleste. La partie de la structure spirituelle qui permet cette union en vous, c'est votre sushumna et les soleils que sont vos chakras. Vous n'êtes point séparé de l'énergie divine; vous la transportez. Tout votre être est structuré pour transporter la flamme divine... pour transporter l'amour.

Vous avez sept chakras principaux, les chakras primaires, plus larges, directement reliés à la sushumna; ce sont les chakras de la Base, du Hara, du Plexus, du Cœur, de la Gorge, de la Conscience (troisième œil) et de la Couronne.

Vous avez les chakras secondaires, plus extérieurs, qui sont toujours en ligne directe avec les principaux chakras. Les chakras secondaires des hanches, des genoux, des chevilles, de chacun des orteils et des leurs articulations sont en relation avec le chakra de la base. Ils en sont la continuité. De même, vous avez les chakras secondaires des épaules, des coudes, des poignets, des doigts et leurs articulations qui sont en relation avec le chakra du cœur. Ils en sont le prolongement. En relation toujours avec le chakra primaire du cœur physique, se trouvent deux autres chakras secondaires importants : le chakra du thymus (le cœur karmique) et ce nouveau chakra qui est en voie de développement, que nous appelons « le cœur spirituel », logé à la droite en ligne directe avec votre cœur physique et votre thymus.

Les larges chakras sont associés directement à vos glandes. Vos glandes sont des portes vibratoires d'énergie. Vos glandes sont l'union entre la structure spirituelle et la structure physiologique, dite fonctionnelle, de l'enveloppe physique. Vos glandes font le lien entre votre structure spirituelle et votre humanité. Vos glandes font le lien entre l'énergie du ciel et l'énergie de la Terre. Ce lien se fait à travers les chakras jusqu'aux cellules de l'enveloppe physique. Ainsi, tous vos organes internes, tous vos membres, toutes vos articulations, sont reliés à la structure de vos larges chakras dans la sushumna.

Il n'y a point de séparation entre l'être spirituel que vous êtes et l'être incarné que vous êtes. Vous êtes Un, constamment Un... **constamment Un**. Il n'y a point de séparation entre vos chakras et votre structure psychique qui gère l'énergie de votre personnalité et de votre âme. Votre structure psychique influence et est influencée par un système de retour en boucle de vos glandes. Le langage de vos glandes s'exprime par le déversement dans votre sang des hormones qui sont directement reliées à vos émotions et à vos « états d'âme ». Tentez de nous suivre ! Tout est relié. Un chakra dysfonctionnel influence les glandes qui y sont associées. Ces glandes vont transmettre la dysfonction du chakra par le déversement hormonal dans le sang. Un taux élevé d'hormones dans votre sang influence tous les autres systèmes de votre corps et aussi votre psyché. Tout se tient, les structures énergétique, physique et psychique ne font qu'une.

Vous êtes Un, constamment Un. Il n'y a point de séparation... **il n'y a point de séparation**. Votre structure divine est naturelle. Votre structure psychique est divine. Vous êtes incarné dans votre divinité, vos chakras en sont l'expression.

Vos centres d'énergie sont le lieu de communication des trois mondes : l'Au-delà, l'Ici-bas et l'Intra-Terre. Et ces trois mondes se rencontrent dans chacun de vos centres, et chacun de vos centres a ses fonctions propres, son authenticité, sa vérité, son message dans la communication et la communion avec tout ce qui vous entoure : communion intérieure, communion extérieure.

Vos chakras sont l'expression de votre divinité et aussi de votre ombre (les parties de vous qui ne sont pas conscientes et qui vous influencent par votre inconscient ; elles sont souvent refoulées, car jugées par la personnalité, par l'ego). Vos chakras sont l'expression du yin et du yang en vous.

Tous vos chakras transportent la vibration du rayon d'or et du rayon d'argent, le yang, le yin, les *nadis Ida* et *Pingala* (voir le lexique), car dans tous vos chakras est logé l'amour. Le rayon d'or est le rayon de l'amour, le rayon christique, le rayon divin. Le rayon d'or est le rayon de l'action pure, de l'action de l'amour, de l'action juste, de l'action que le maître vit et expérimente dans sa vie. Le rayon d'or est le rayon yang. Le rayon d'argent est le rayon yin, le rayon de la réceptivité, le rayon de la vision. Avant d'explorer le rayon d'argent, il est fort important que vous désintoxiquiez ces centres d'énergie, que vous retrouviez votre force d'amour, que vous retrouviez votre divinité, que vous retrouviez l'énergie douce et profonde du rayon qui dirige l'Univers, et ce rayon est le rayon d'or.

En cette période, vous n'avez point de temps à perdre, car l'action est imminente. L'action est propulsée par l'accélération des vibrations, non point une action désorientée, mais une action totalement alignée avec qui vous êtes.

Vous êtes sur la planète Terre, laquelle a déjà connue la vibration de la sixième dimension, cette dimension où l'âme incarnée communique avec l'Au-delà et l'Ici-bas sans séparation.

Chapitre 2

Configuration des chakras

LECTURE DES CHAKRAS

Dans la lecture de vos chakras, nous avons observé et contemplé que maints d'entre vous avez les chakras supérieurs harmonisés, tandis que vos chakras inférieurs le sont beaucoup moins. Les chakras associés à la vibration terrestre que sont la base, le hara, le plexus et le cœur, sont donc ceux qui ont le plus besoin d'une attention particulière, d'un regard plus enveloppant, d'une attention de conscience ; ce sont eux qui nécessitent le plus d'être guéris.

Auriez-vous certaines difficultés avec votre incarnation ? Auriez-vous certaines difficultés avec la divinité que vous véhiculez dans cette enveloppe physique ? Auriez-vous certaines difficultés avec votre capacité d'être le maître de votre vie, de votre incarnation et de l'énergie de vie qui circule en vous ? Auriez-vous de la difficulté à reconnaître que vous êtes divin dans l'incarnation ? Auriez-vous de la difficulté à transcender, à spiritualiser la matière, à spiritualiser vos émotions, à spiritualiser votre action, à spiritualiser l'amour terrestre ?

Si vos organes internes sont malades, si vous avez de la difficulté à passer à l'action, si vous avez de la difficulté à vous reconnaître, contemplez les blessures de votre vie, les conditionnements, les scénarios répétitifs et contemplez les maintes vies qui vous influencent. Contemplez aussi votre relation avec chacun de vos chakras. Contemplez, à travers la vie qui circule dans votre corps physique, comment se porte votre corps éthérique, votre corps émotionnel, votre corps mental, votre corps astral et vos autres corps supérieurs.

Ainsi, à travers cette lecture ou cette contemplation, vous allez être guidé dans les sept chakras principaux. Nous allons visiter avec vous chacun des chakras et vous transmettre un enseignement qui vous aidera, dans la conscience et l'énergie de votre cœur, à agir directement sur vos chakras, pour y apporter la guérison.

Pour la lecture de vos chakras et des blessures qui y sont associées, nous utiliserons des termes qui vous feront sourire. Nous utiliserons des termes terrestres pour vous faire image; par exemple, nous utiliserons le terme *fêlure*, le terme *distorsion*, pour parler de la dysfonction d'un chakra et de sa blessure. Ainsi, il vous sera plus aisé de faire votre propre diagnostic et d'y reconnaître les associations.

LE CHAKRA EN SANTÉ

Un chakra a la forme d'un cône. Il est constitué d'un certain nombre de spirales coniques plus petites qui ressemblent à des vortex ou à des tourbillons.

Lorsqu'un chakra est en santé, sa spirale effectue des rotations qui vont dans le sens des aiguilles d'une montre. Il a l'aspect d'un entonnoir aux parois gonflées dans la partie convexe. La pulsion (vibration) de ce chakra est agréable et sa coloration est brillante. Chaque chakra respire dans une couleur vibratoire qui lui est propre, tel un diamant. Il en émane une douce chaleur, une fraîcheur agréable. Il respire la plénitude, il respire l'amour.

Les spirales coniques et les petits tourbillons situés à l'intérieur du chakra tournent à un rythme synchronisé les uns par rapport aux autres. Chaque cône attire en son centre l'*énergie pranique* (voir le lexique) dont il a besoin pour exister dans son équilibre et dans sa fréquence vibratoire spécifique.

Le cône prend racine dans la *sushumna* (voir dessin dans la présentation). Le cône possède un cœur. Ce cœur est la base du chakra. Cette base est logée dans votre canal vibratoire, la *sushumna*. N'oubliez point que le canal, la sushumna, enveloppe votre colonne vertébrale. Ainsi, le cœur (base du chakra) est logé dans la profondeur du canal vibratoire qui enveloppe votre colonne vertébrale. La pulsion qui émane du chakra est tout autant dirigée vers l'avant, vers l'arrière que vers les côtés, car il n'y a point de séparation.

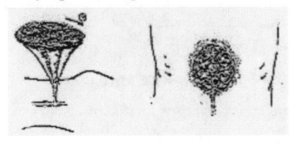

Quand le chakra est sain, le propriétaire de ce chakra porte en lui-même la force, la solidité dans la souplesse de son incarnation. Il peut totalement manipuler la physicalité dans l'amour, sainement, sans distorsion, sans compulsion, sans jugement et sans condition.

Un chakra sain vit dans la souplesse du moment présent. La vie qui y circule est dans une communication saine vers l'intérieur (d'un centre à l'autre, vers les organes internes et les glandes) et vers l'extérieur (vers l'environnement extérieur). L'expression du chakra sain est l'amour.

Le chakra sain remplit sa fonction de transmission du mouvement, sa fonction d'expression et sa fonction d'action au service de votre âme sur Terre. Il vous permet de vivre pleinement dans l'harmonie, de prendre la matière et de l'aider à s'exprimer dans la divinité qu'elle porte.

L'humain expérimente alors la force de l'action humble, la force de son pouvoir personnel et transpersonnel enraciné dans l'expression de la vie et dans son identité propre.

Ainsi, lorsque le chakra est sain et dans sa fonction propre, il est associé à l'énergie de l'amour en lui-même, à l'essence de l'âme. Il est aussi associé aux réalités du chakra de la base (enracinement), du chakra du hara (pouvoir sain, voir le lexique) et du chakra du cœur (amour inconditionnel). Il est relié aux visions que porte le chakra de la conscience (le troisième œil). Il est aussi relié aux capacités de l'âme, de l'Être, à assumer totalement sa divinité et ce, par le chakra de la couronne.

LE CHAKRA MALADE

« À travers les malaises des chakras, l'âme vous parle de ses besoins ».

Dans les configurations des chakras malades, nous allons décrire, le chakra rigide, le chakra affaissé, le chakra vide, le chakra épanché, le chakra en épée, le chakra fragmenté et celui dont le mouvement est inversé ; leurs particularités seront expliquées dans les textes.

Ces configurations peuvent prendre toutes les associations et formes imaginables. Attention ! Ne point prendre ces représentations dans un sens limitatif ou cristallisé. Tout est possible. Ces descriptions se veulent un simple regard dans un sens large et général, dans le but de vous éveiller à une compréhension de ce qui se passe en vous, de vous éveiller à ce est vécu dans votre corps, de vous guider dans une compréhension des malaises vécus par vos chakras qui ne sont que l'expression de votre âme. À travers ces malaises, votre âme vous parle de ses besoins. Ces « mal-être », lorsque perçus par les yeux du cœur, peuvent devenir des enseignements précieux, de pures bénédictions, une source de guérison et de retrouvailles avec votre divinité.

Les chakras malades

On reconnaît un chakra malade à son vide, à son durcissement, à sa sensation de froid, de picotement, de résistance, de blocage, de cristallisation, nous indiquant que les cellules du chakra ont perdu de leur lumière, de leur vitalité.

Les vortex situés à l'intérieur du chakra ne travaillent pas en harmonie. Le mouvement de la spirale peut ralentir, s'accélérer, s'emballer, devenir saccadé, convulsif, provoquer une coupure, un déracinement dans le chakra et ses circuits d'énergie.

Le cône peut être bouché, écrasé, déraciné, affaissé ou même inversé, etc., ce qui correspond à une anomalie, à un traumatisme ou à une pathologie du corps physique.

Les chakras malades sont peu brillants et leurs couleurs vibratoires témoignent de leur état de santé. Devenant parfois sombres, passant du gris au noir, ils semblent englués, inertes et ils tournent souvent dans le sens contraire des aiguilles d'une montre.

Au-delà des sensations inconfortables, les messages que nous livrent ces chakras nous parlent aussi des mémoires, des misères, de la souffrance, de la désolation portée par le chakra lui-même. Par exemple, si vous devenez vulnérable, facilement agressé, que vous perdez vos énergies, c'est sans doute qu'un de vos chakras a perdu de son mouvement naturel.

Ainsi, le mouvement du chakra qui a perdu son sens, sa fonction spirituelle, laisse une porte ouverte aux agressions, aux compulsions, aux distorsions de toute sorte.

L'énergie est alors utilisée, non point dans la lumière, non point dans une réponse saine de vos besoins, mais dans une forme de mouvement de négation de la vie, de destruction de soi-même ou de l'autre. Le chakra sera alors dans un espace d'inconfort, agressé, incapable de « danser » avec facilité dans la matière. L'énergie y est ainsi resserrée, il n'y a plus de fluidité. Le chakra s'est fermé, tel un bloc, un mur.

Si ce chakra est plus ou moins coupé de ses racines, l'énergie qu'il contient est immédiatement plus ou moins retenue dans une forme de refus de l'expression de la vie. Or, le sens même de la vie est la fluidité. Ainsi, la vie tentera de circuler. La vie tentera de se décristalliser. Comment agira-t-elle ? Elle ira dans le sens inverse et elle tentera de creuser le chakra vers l'intérieur, ce qui risque d'entraîner des fuites d'énergie, des fissures, des crevasses toutefois cachées, fort souterraines, fort subtiles.

Comment un chakra peut-il se cristalliser quand sa fonction première est l'amour ?

À travers l'incarnation terrestre, l'âme vit dans des dimensions de conscience. Il existe plusieurs dimensions. En ce moment, la majorité des âmes incarnées vivent dans la troisième dimension, que nous appelons « le coma terrestre ». Cette dimension est associée à un sommeil de l'âme qui ne s'est point encore éveillée à sa propre nature, à son mandat et à sa réalisation. Dans la troisième dimension, la personnalité de l'être semble dominer l'évolution de l'âme ; c'est pourquoi nous l'appelons le « coma », car la conscience est encore endormie. Nous pourrions décrire cette dimension comme étant celle du personnel, de la possession, du contrôle, de l'ego édifié. Et quelquefois, l'âme peut même toucher la deuxième dimension, qui est la dimension de la guerre, elle peut même toucher la première dimension qui est la dimension de la cruauté. Il se peut qu'une âme ait choisi de rencontrer ces dimensions à travers son incarnation pour les transcender, se blessant et blessant les autres, retrouvant de vieux modèles de non-amour, de haine, de colère, de possessivité, de jalousie, de dépendance, de compulsion, de destruction. Ainsi, les chakras du nouveau-né, qui étaient sains et qui se sont développés par l'alimentation aux chakras des parents, ont pu certes se structurer de façon telle qu'ils expriment maintenant le non-amour et la destruction. Toutefois, attention, vous n'êtes point victimes! Vous êtes tous des adultes, maîtres de votre vie. Vous avez tous la structure de conscience et l'énergie du cœur pour choisir de guérir le non-amour en vous et tout autour de vous.

Exemples de chakras malades:

1- Le Chakra rigide.

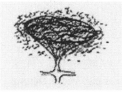
Voici un chakra qui s'est contracté pour des raisons fort spécifiques d'agression ou de défense. Plus il se contracte, plus il se coupe de sa véritable fonction, de son identité et de l'expression de son essence. Pour se sécuriser et justifier sa raison d'être, il tentera de prendre racine dans les chakras voisins. Cette forme d'évasion de lui-même l'amène à perdre sa fluidité et à se rigidifier. Vous êtes témoin alors d'un réel cercle vicieux. Plus le chakra se rigidifie, plus il cherche sa nourriture dans les autres chakras environnants et plus il s'éloigne de lui-même; par le fait même, il se rigidifie encore plus. Le mouvement du chakra perd ainsi de sa fluidité ce qui entraîne une rigidité qui s'installe de plus en plus dans les vortex jusqu'au cœur du chakra. Le chakra ne peut plus nourrir l'être, et l'âme expérimente l'inconfort de cette rigidité excessive dans son incarnation. Elle ne peut plus exprimer librement la «danse» de l'Amour.

2- Le chakra affaissé

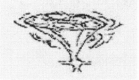
Voici un chakra qui a perdu sa vitalité. Il commence à se cristalliser. Il s'affaisse, il manque de vie dans une forme de négation et de rejet plus ou moins

exagérés. L'individu qui porte ce chakra résiste déjà à son incarnation; il se prépare à bâtir le manque et le refus chroniques.

Ainsi une entité dont les chakras sont affaissés peut-elle spiritualiser la matière ? Peut-elle aligner sa vie ? Non point, car soit qu'elle se coupe de sa vie et que cette vie devienne peu intéressante, soit qu'elle la nie, soit qu'elle la relie constamment aux autres, créant une confusion, un état de victimisation ou une stagnation de l'action. Un chakra affaissé est contagieux en ce sens qu'il entraîne les autres dans cet état de non-vie. Vous avez ainsi un affaissement général de l'énergie vitale de l'être. Par le fait même, les chakras adjacents seront profondément affectés.

3- Le chakra vide

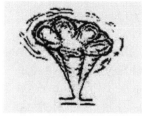 Voici un chakra qui s'est vidé de sa force de vie par le fait même qu'il s'est nourri de tristesse, de déception, de désillusion et de désespoir. À la longue, ces états conduisent le chakra à une attitude de victimisation, de négation de la vie. Alors le cône du chakra s'affaisse, s'écrase et diminue petit à petit. Les racines deviennent molles et le chakra se vide.

Il en résulte que l'énergie de la fluidité de la vie alimente à peine les autres chakras, et l'humain perd peu à peu sa capacité de maîtriser l'expression libre de son énergie de vie.

Dans sa phase extrême d'expression, ce chakra nie toute relation avec la Terre et avec les autres. Il s'effondre et vit l'expression du manque. Il expérimente littéralement le vide de l'amour. L'énergie de vie y exprime la dépression, elle ne circule presque plus.

4- Le chakra épanché

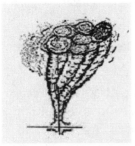

Voici un chakra qui est rempli d'une émotion cristallisée, et ce, depuis des années. La charge émotionnelle fixée dans le centre d'énergie agit tel un poids qui, à la longue, déstabilise les vortex. Ces derniers perdent de leur verticalité, car ils sont en perte de leur vitesse de pulsion, d'émanation et de réceptivité. Cette résultante provient de la charge émotionnelle portée par l'individu dans ce chakra. Plus l'émotion perdure, plus le chakra se déstabilise. Ses vortex vont créer un début d'épanchement de la matière émotionnelle présente. Cet épanchement de matière peut se diriger dans le noyau du corps éthérique (le noyau du corps qui enveloppe le corps physique) ou se diriger soit vers un autre chakra primaire, soit vers des chakras secondaires. Par exemple, vous pouvez lire un épanchement du cœur vers le plexus ou de la gorge vers le cœur ou du hara vers la base. L'épanchement suit habituellement la loi de l'attraction terrestre. Il est rare que vous trouviez un épanchement qui remonte vers un chakra adjacent. Toutefois, cela peut être possible si cet épanchement est très puissant et s'il y a contagion d'épanchement. Une cascade d'épanchements provoque une contagion d'un chakra à l'autre.

5- Le chakra en épée

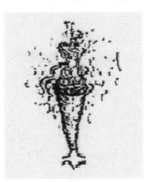

Voici un chakra dont la forme est celle d'une épée. Le chakra est pointu et se dresse dans une verticalité exagérée, il se défend de façon excessive, il attaque constamment. Ce besoin de se défendre cache un manque et une blessure profonde.

Cette configuration peut provenir d'un chakra qui s'est soudainement bâti par la colère, la rage ou l'impuissance. Il exprime la révolte face à des agressions de cette vie ou d'autres vies, face à des blessures où la réaction a été de se défendre. Cette réaction peut être consciente ou inconsciente, et le chakra ressemble à une épée.

S'installe alors la défense; il faut parer les attaques. Et par le fait même, ce chakra transmet cette information aux chakras adjacents et à ceux qui sont sur le chemin de la circulation de l'énergie. Le chakra en épée n'est pas agréable à vivre. Vous pouvez aisément le ressentir si vous vous approchez d'un individu et que vous ressentez soudainement une douleur à son contact. Posez délicatement votre main sur son plexus, son cœur ou sa gorge, sans jugement; vous ressentirez, il se peut, la pointe d'une épée.

6- Le chakra dont le sens est inversé

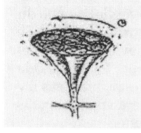 Voici un chakra dont l'énergie vitale tourne dans le sens opposé de son mouvement de vie. Ainsi, au lieu d'émaner vers l'intérieur, vers l'extérieur ou vers les côtés, l'énergie tourne sur elle-même et, à la longue, elle risque d'entrer dans le chakra et d'y semer une forme d'auto-destruction. Il est important de restructurer, de rétablir le sens du mouvement de l'énergie. Si vous vivez cette dysfonction, il est aussi important de vous aider en nourrissant ce chakra à l'énergie de la Terre et du Ciel. Permettez à l'énergie qu'il contient de retrouver sa fluidité en élevant votre taux vibratoire, et par le fait même, les matières qui s'y trouvent, et qui entravent son mouvement naturel, s'élimineront. Il est important que vous vous éveilliez à votre propre lumière.

7- Le chakra fragmenté

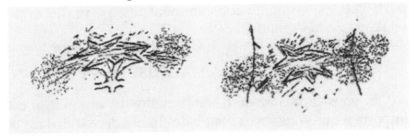

Voici un chakra qui perd constamment son énergie vitale parce qu'il repose dans une sushumna et/ou dans un corps éthérique qui est déjà fissuré. Ainsi, sa «terre», c'est-à-dire l'enveloppe physique (le corps) ou ses autres corps subtils (éthérique, émotionnel, mental, astral) qui le portent, sont fragmentés par des armures ou des cuirasses qui étouffent la libre circulation de la vie. Pour que ce chakra soit fragmenté, c'est que l'environnement du corps qui le contient l'est aussi. Ces fragmentations du corps physique et des corps subtils peuvent souvent provenir d'un ego édifié. La personnalité s'est contractée dans ses défenses, elle s'est rigidifiée. Un chakra fragmenté ne porte plus son énergie vitale; la personnalité tente de dominer le temple de l'âme, car ses centres ne soutiennent plus la force de vie. Par le fait même, l'âme a de la difficulté à habiter un corps en défense, rigide et contracté, qui porte des chakras fragmentés.

Un chakra fragmenté est souvent accompagné d'un chakra adjacent rigide qui tente de contenir à tout prix la force vitale qui s'épanche du chakra voisin fragmenté. Ceci crée alors un grand déséquilibre dans la structure même de l'individu. Dans la lecture des chakras, on est souvent témoin d'un centre fragmenté suivi d'un centre très rigide. Cette rigidité du chakra adjacent est dangereuse, car à la moindre secousse sismique interne, le chakra rigide peut craquer. Il s'ensuit un très grand épanchement et une perte d'énergie vitale. Le résultat est une plus grande perte d'énergie, à la fois du chakra fragmenté et de son voisin qui a éclaté.

De grands malaises peuvent s'ensuivre. L'individu qui porte ceci expérimente constamment une perte d'énergie vitale et une très grande fatigue.

LA GUÉRISON ET LA MAÎTRISE DE SA VIE

Si vous choisissez de devenir maître de votre vie, il est important que vous soyez maître de chacun de vos chakras et que vous saisissiez aussi le sens, l'importance, l'action, de ces derniers. Nous vous avons parlé des chakras primaires, des liens qui les unissent entre eux et des liens qui les unissent à la Terre et au Ciel. Lorsque vos chakras sont vraiment alignés dans l'énergie d'amour et qu'ils se sont désintoxiqués du non-amour de vous-même et des autres, lorsque cette désintoxication est faite, vous devenez une force de vie. Vous devenez maître de vos chakras. Vous devenez maître de votre vie. **Vous devenez maître de votre vie.**

Ainsi, l'enveloppe physique qui est le temple de votre âme devient totalement alignée avec la mission de votre âme. Et ceci ne peut point se vivre sans l'aide de vos centres d'énergie, ces vortex si précieux à travers lesquels circule votre énergie de vie, votre énergie spirituelle, votre énergie d'amour.

Plus vous devenez maître de vos chakras, plus vous devenez conscient de vos chakras, plus vous pourrez guider tous les humains qui viendront à vous, les aider à prendre la responsabilité des distorsions ou du non-amour existant dans leurs chakras respectifs.

Ce qui est important, c'est l'humilité du maître en vous, votre capacité de contempler vos propres centres vibratoires, votre désir profond d'harmoniser et de guérir vos blessures. Cela exige de vous le recueillement, le désir profond d'évoluer, le désir de guérir. Vous savez que les chakras humains représentent aussi les chakras de la planète. Vous transportez en vous tous la planète Terre.

Utilisez les enseignements pour grandir. Utilisez les enseignements pour construire et reconstruire.

Devenez maître de vos chakras. Devenez maître de votre force de vie. Devenez la lumière.

Devenez l'amour. Incarnez qui vous êtes.

Chapitre 3

Le chakra de la base

L'enracinement

PRÉSENTATION

Nous débutons ainsi le pèlerinage des chakras par la base. Le chakra de la base est un réceptacle de l'énergie vitale, de l'énergie spirituelle qui fait partie de la nature même de l'âme dans son enveloppe physique. Cette énergie de vie, cette énergie spirituelle, cette énergie sexuelle, est naturelle et nécessaire à l'incarnation. Nous n'oublions point les chakras secondaires des hanches, des genoux, des chevilles et des pieds. Toutefois, tous ces chakras se nourrissent au chakra de la base. La base porte ses racines terrestres dans les chakras secondaires ci-haut mentionnés.

Dans cette incarnation sur la planète Terre, vous avez choisi une enveloppe physique, un corps, pour évoluer. Ce corps possède une forme et une densité. Vous marchez sur vos deux pieds et non point sur la tête. Vous êtes constamment en relation avec l'attraction terrestre. Le chakra de la base est nécessaire pour maintenir votre équilibre. Si vous êtes de ces humains qui oublient qu'ils ont des pieds et qui, au contact du moindre caillou, perdent le sens de l'équilibre, questionnez-vous sur votre chakra de la base.

Vous êtes en contact avec la terre, n'est-ce pas ? Vous savez très bien ce qu'est la terre, souvenez-vous de votre dernière chute ! Lorsque vous chutez et que soudainement vos genoux, votre crâne, vos mains ou vos coudes heurtent le sol, vous êtes vraiment conscient que vous existez. Toutefois, êtes-vous conscient du message que votre âme vient de vous exprimer ? Vous venez d'embrasser la terre dans la douleur ; y aurait-il une difficulté dans votre vie ?

Plus votre chakra de la base maintient son équilibre et sa communication avec tous vos autres centres d'énergie (hara, plexus, cœur, gorge, conscience, couronne) et avec l'énergie de la terre, moins vous risquez de chuter. Vos genoux et vos chevilles seront plus harmonieux. L'énergie émanant de vos pieds sera telle qu'ils seront fort heureux de constamment fouler le sol de la terre.

Tous vos chakras sont en communication. Il n'y a pas de chakra sain introverti. Il y a une communication intérieure et une communication extérieure maintenues par vos centres d'énergie. La communication intérieure nourrit tous les systèmes du corps humain et la relation d'un chakra avec l'autre. La communication extérieure nourrit le chakra dans sa relation avec son environnement premier. Le chakra de la base est disposé d'une façon telle que son premier environnement est la Terre, la physicalité.

Si votre âme est encore à se demander : «Dois-je poursuivre l'incarnation ?», «Dois-je arrêter maintenant ?», «Dois-je me jeter du haut du précipice ?», votre chakra de la base n'est point totalement fonctionnel.

Vous habitez un corps, n'est-ce point ? Vous êtes grand, petit, gros, mince, cheveux blonds, bruns, lisses, bouclés. Vous avez les yeux verts, un nez aquilin etc. Vous êtes dans le corps d'une femme ou d'un homme. Il existe une histoire de la race humaine qui raconte cette l'évolution. Votre enveloppe physique est votre temple. Vous avez choisi un temple pour votre âme, et votre temple a une base. Est-il possible de construire un temple sans une base solide, dites-nous? Comment les murs vont-ils tenir? Comment le toit va-t-il tenir? Comment le cœur du temple va-t-il tenir s'il n'y a point de base?

Le chakra de la base est ce centre. Habituellement, sur la planète Terre, la base d'un édifice repose dans le sol, n'est-ce point... jusqu'à maintenant?

LOCALISATION

Le chakra de la base est relié directement aux organes génitaux, au périnée, aux muscles de l'anus. Il soutient tous les autres organes internes logés dans le bassin. Ce chakra est relié à la base de l'enveloppe physique, là où le corps se referme.

Des six autres chakras, le chakra de la base est celui qui est le plus près du sol. Sa position permet à l'âme incarnée, à l'être, d'établir une relation entre sa force de vie et la Terre. Elle lui permet de se projeter dans la Terre. Ainsi, à travers ce chakra, l'être établit sa relation avec la Terre-mère qui le nourrit, le transporte et le soutient, avec laquelle et sur laquelle il évolue pendant des années, et même des siècles. La relation de votre Terre avec le chakra de la base des êtres humains est fort intime, fort importante et fort privilégiée.

Le chakra de la base est directement relié à la physicalité. Nous allons vous décrire le terme physicalité. La physicalité est tout ce qui est relié à la Terre, à l'incarnation terrestre. Le choix que vous avez fait de vivre sur cette planète a pour fonction de maintenir votre temple, votre corps, en relation avec la Terre. La base est le centre d'énergie qui établit le dialogue avec cette Terre. Ce dialogue, cette communication, est transmis aux hanches, aux genoux, aux chevilles et aux pieds. Tous ces centres d'énergie que nous venons de nommer sont constamment en relation avec la base.

L'énergie de la base est l'énergie de vie à l'état pur dans sa simplicité, dans son humilité et dans son expression simplifiée. Cette énergie, certes, est grossière, et ceci n'est pas un jugement. Elle n'est pas raffinée. Le chakra de votre base se nourrit à la terre, et la terre est une matière brute. Si vous comparez le chakra de la base au chakra de la couronne, l'énergie de vie circulant dans le chakra de votre couronne est une énergie très raffinée, affinée. Elle se nourrit en tout premier lieu des plans célestes, et sur le plan terrestre de tous les autres chakras. Vous allez ainsi observer que l'énergie de vie s'affine lorsque vous évoluez, de chakra en chakra. Le chakra de votre base est telle une usine de raffinement. Ainsi, il est fort important que vous viviez l'énergie vitale telle qu'elle est et que vous respectiez cette énergie de vie dans la base. Ne tentez pas d'enlever à la base ce qui lui appartient. En effet, par des pratiques de méditation, des pratiques spirituelles, des exercices mystiques et des expériences mystiques, vous avez le pouvoir, grâce aux mémoires de maintes existences, de prendre l'énergie de la base, de l'affiner et de permettre à cette énergie spirituelle de s'élever en allant nourrir tous les chakras. Ceci est aussi sa destinée. Ainsi, votre base peut alimenter tous les autres chakras.

Nous venons de vous transmettre que le chakra de votre base peut se raffiner. Toutefois, attention! Lorsque vous contemplez la vie, demandez-vous à la vie de se raffiner? La vie est! Si vous tentez d'affiner constamment la vie de votre base, vous vous retrouverez sans vie.

Si, au nom de telle ou telle religion, au nom de tel ou tel maître, vous dites: «Mon énergie vitale n'est pas saine, je vais tenter de la transcender», dans le sens de la nier, de la sublimer, vous allez créer un profond déséquilibre, car votre chakra de la base est fort spirituel. Cette énergie de la spiritualité est à la base. Elle est grossière, certes. Elle est pure. Elle appartient à l'énergie de la Terre et elle appartient, pour vous, à l'énergie de votre incarnation. Elle est l'énergie d'amour, l'énergie d'amour de la Terre, l'énergie de la reconnaissance que vous êtes bel et bien vivant. Même si vous vous croyez mort, même si vous avez refusé votre incarnation, même si votre âme n'habite pas votre enveloppe physique, vous êtes vivant et la base, le chakra de la base, est l'expression de cette vie.

Ainsi, le soleil logé dans la base respire, il devient totalement relié à la Terre, totalement relié à tous les autres chakras.

RELATION AVEC LES AUTRES CHAKRAS

Le chakra de la base est le chakra des racines. Il est relié aux chakras secondaires que sont les hanches, les genoux, les chevilles et les pieds. Il prend aussi son expansion dans les jambes ; celles-ci deviennent vos racines terrestres.

Les racines se poursuivent dans les trois autres centres d'énergie d'enracinement qui sont situés sous les pieds et elles entrent dans la terre.

Ce chakra est aussi en relation avec les autres chakras de votre corps. Contemplez ! Votre base est en relation avec votre gorge. L'expression de qui vous êtes dans cette incarnation terrestre s'exprime ainsi à travers la base en relation avec votre gorge. Un chakra de la gorge qui est dysfonctionnel peut signifier grandement qu'il y a déséquilibre important de votre enracinement. Votre chakra de la base est donc profondément relié au chakra de la gorge par les glandes endocrines qui se localisent dans ces chakras respectifs.

Il est possible d'unir le chakra de la base au chakra de la couronne tout en maintenant la relation terrestre, car la base est un réceptacle d'amour tout comme les autres chakras. Plus ces chakras localisés dans les pôles opposés du corps, un en bas l'autre en haut, sont en relation d'harmonie, plus vous êtes équilibré.

DYSFONCTIONS

Le chakra de la base est votre vie. Sans ce chakra, vous ne pourriez pas fonctionner. Sur la planète Terre, il existe beaucoup de croyances religieuses, sociales, et même politiques, qui tentent de gérer votre chakra de la base. Ne laissez aucune religion, aucun maître, aucun système de croyance posséder l'énergie de votre base, car cette énergie est vitale. Si vous laissez à des systèmes de croyance, à des sentiments d'appartenance, à des religions ou à l'âme sœur, le pouvoir de votre base, vous habiterez une enveloppe qui ne sera point saine. Au niveau du chakra de la base, l'équation est fort simple : dans ce chakra repose l'énergie vitale, l'énergie de vie, l'énergie spirituelle. Cette vibration doit circuler, elle doit être fluide, à l'opposé de la rigidité, détachée plutôt qu'attachée, et cette énergie doit respirer l'amour.

Il existe maints systèmes de croyance dans l'évolution du monde dit spirituel et dans l'évolution de l'ego spirituel de votre planète qui affirment que le chakra de la base n'a pas d'importance et que les chakras supérieurs sont ceux à travers lesquels vous devriez constamment exister. Si vous choisissez d'adhérer à ces systèmes de croyance, vous choisissez de nier votre pouvoir de spiritualiser la matière. N'oubliez point que vous avez la capacité, en tant qu'humain incarné dans une enveloppe physique qui véhicule l'essence divine de votre âme, de spiritualiser la matière. Ne l'oubliez point !

Vous avez tous le choix et la capacité de sublimer la matière et de vous maintenir dans un état de quasi lévitation, ce que certains maîtres pratiquent. Toutefois, tentez de léviter sans que le chakra de la base soit bien enraciné et vous nous en reparlerez. Car, pour léviter ou pour vous élever, vous avez besoin d'une base... d'une base solide.

• **Les peurs**

Ainsi, dans la base, vous retrouvez tout ce qui existe sur la planète Terre. Qu'est-ce qui existe sur la planète Terre ? Que rencontrez-vous? Quelles sont vos croyances sur le mouvement? Êtes-vous constamment en mouvement et vous ne savez point où vous déposer? Ou êtes-vous constamment fixe et vous ne savez point bouger? Avez-vous peur de déménager? Avez-vous peur de vous fixer? Avez-vous peur de tomber? Avez-vous peur de danser ou, à l'opposé, êtes-vous frustré de ne pas danser? Avez-vous peur de la violence? Avez-vous peur de l'agression? Avez-vous peur de vous faire voler? Avez-vous peur de vous faire battre? Avez-vous peur, si vous êtes une femme ou un homme, de vous faire violer? Avez-vous peur? Avez-vous peur dans votre relation au temps? Avez-vous peur de mourir? Avez-vous peur de changer d'emploi? Avez-vous peur de quitter un lieu où votre âme est en désolation? Avez-vous peur de quitter une relation destructrice? Avez-vous peur de prendre l'avion? Avez-vous peur des lieux publics? Avez-vous peur de la solitude?... C'est le chakra de la base.

Nous vous parlons des extrêmes, car ces extrêmes existent dans la base. Êtes-vous capable de vous agenouiller, de vous asseoir sur vos talons, de vous asseoir sur le sol? Êtes-vous capable de regarder vos pieds lorsque vous marchez? Êtes-vous capable d'embrasser la Terre? ...La base.

Lorsque ce centre d'énergie est fermé, l'énergie de la vie en relation avec la terre ne circule point et les peurs s'installent: peur de la force spirituelle, peur de la vie, peur de la mort, peur de la physicalité, peur du changement et peur du mouvement. Le corps et son chakra de la base se rigidifient.

Avez-vous peur de faire l'amour? Avez-vous peur du contact physique? Dédaignez-vous cette relation de partage du chakra de la base? Privilégiez-vous uniquement les chakras de la couronne, de la conscience et du cœur? Niez-vous le reste? Si oui, vous êtes en souffrance sur la planète Terre.

Si, à la base de votre temple, vous logez des cristallisations de doute, de peur, de jugement face à l'énergie vitale qui y circule, vous créez des fissures, des crevasses dans le réceptacle de ce chakra. Ces dernières ne permettent point à la structure spirituelle et énergétique que vous êtes, à l'édifice, au temple que sont votre corps physique et vos corps subtils d'exister en solidité et en sécurité. Si la base est fissurée par les peurs, par les doutes, il y aura, certes, un déséquilibre de toute la structure. Car un chakra de la base qui porte les doutes et les peurs de la vie, de l'énergie sexuelle ou de l'incarnation sur Terre, sème un déséquilibre dans la structure en entier.

Ainsi, les fissures, les blocages, la fermeture du chakra de la base invitent le chakra de la gorge dans une association réactionnelle d'ajustement. Le centre d'énergie de la gorge risque de se bloquer, de se fissurer ou même de se fermer, en relation avec le blocage de la base. Tout se tient.

D'où l'importance de bien lire comment est votre chakra de la base et de faire le choix de vivre «la responsabilité de votre incarnation». D'assumer que ceci est la base de votre édifice spirituel et que tout édifice a besoin de bien solidifier son socle tout en gardant une grande souplesse.

• **Les racines**

Par le fait même, si vous avez peur d'établir des racines avec la Terre et la physicalité, pour des raisons qui sont toutes aussi valables les unes que les autres, vous allez alors tenter d'attacher votre édifice pour ne point vous envoler, n'est-ce point?

Par le fait même, vous allez créer des attachements en prenant racine dans l'autre. Entendez bien! Non point dans la Terre, mais dans l'autre. Ces racines deviennent des griffes, des tentacules, de grands cordages qui vous relient à l'autre : c'est ce que nous appelons «prendre racine dans l'autre». Certains d'entre vous prennent racine dans l'énergie de l'argent. Qu'y a-t-il de plus volatil que l'argent, n'est-ce point? D'autres d'entre vous prennent racine dans une maison, un lieu fixe ;

vous utilisez le lieu physique comme une recherche d'identité, de sécurité, car vos racines de la base ne sont point en relation avec la Terre. Vous risquez aussi de vous attacher à vos meubles, à votre automobile ou à votre maison comme étant votre unique bien sur la planète Terre. Vous pensez que nous exagérons, n'est-ce point? Non point!

Vous pouvez aussi prendre racine dans votre enfant ou vos enfants. Car si vous êtes déraciné, vous allez automatiquement, par un réflexe fort terrestre et conditionné, vouloir vous attacher. Vous pensez ainsi sécuriser le manque, la non-solidité de votre propre base. Toutefois, il y a un léger danger à prendre racine dans des êtres chers, car ces êtres sur qui vous vous enracinez peuvent du jour au lendemain vous quitter.

Que va-t-il se passer? Vous aurez le choix de reprendre racine sur quelqu'un d'autre ou de vouloir mourir, de vouloir quitter la planète et certes de développer une rage, une colère, une révolte face à Dieu en l'accusant de vous avoir enlevé votre attachement.

Les racines, les attachements, peuvent aussi se développer dans d'autres chakras pour compenser le manque d'enracinement de la base.

Nous avons rencontré des êtres incarnés, sur la planète Terre, dont la base est enracinée dans le Ciel. Ces êtres tentent de sublimer l'énergie sexuelle sans utiliser les outils tels les mantras, les chants grégoriens ou le tantrisme qui aident la montée de l'énergie sexuelle dans l'équilibre de la structure. Vous pouvez certes tenter de sublimer l'énergie sexuelle ou de la nier en créant des racines ailleurs et ainsi tenter de dominer vos liens d'attachement plutôt que de vraiment vivre le chakra de votre base dans sa souplesse et sa fluidité. Ainsi, ces racines subliminales sont fausses, elles créent des liens de dépendance qui entraînent souffrance et destruction en vous et chez l'autre. C'est ce que vous pouvez retrouver dans votre base.

Il est fort important que vous découvriez ces liens, ces associations avec d'autres chakras, pour que vous puissiez encore mieux comprendre qui vous êtes dans cette incarnation, et ainsi vous permettre la guérison et l'harmonisation de ces usines d'amour, de ces usines de lumière que sont vos centres d'énergie.

Vous pouvez aussi tenter l'expérience de vous maintenir constamment dans les hautes sphères, dans l'au-delà ou entre l'au-delà et l'ici-bas, et rapidement, vous risquez de vivre des symptômes fort désagréables, signifiant que ces hautes sphères ne sont pas réellement l'expression de la vie. Votre nature profonde est à la fois spirituelle et profondément terrestre. Ne tentez pas de trouver la spiritualité ailleurs.

À l'échelle planétaire, plus un être humain est coupé de la vitalité et de ses racines terrestres, plus son chakra de la base devient vulnérable et facilement agressé, car il a perdu son mouvement naturel. Il a perdu son sens même, sa fonction spirituelle. Ceci laisse une porte ouverte aux agressions, aux compulsions, aux distorsions. Cette énergie est utilisée, non point dans la lumière, non point dans un besoin d'union avec un autre, mais bien dans un mouvement de destruction envers un autre ou envers soi-même.

Imaginez que votre chakra de la base est tel un réceptacle d'énergie spirituelle. Ce dernier a des racines dirigées vers le sol et vers le haut. Le mouvement naturel de la circulation de cette énergie est toujours en relation avec l'attraction terrestre, loi de la physicalité. La mouvance de cette énergie se fera naturellement à travers les racines du bas (ou dites inférieures : chakras adjacents secondaires des hanches, genoux, chevilles, pieds) et les racines du haut (dites supérieures : communication avec les chakras adjacents tels le hara, le plexus, le cœur etc.). Ce réceptacle est constamment en communication avec tous les autres réceptacles qui sont près de lui. Toutefois, si vous décidez de couper les racines qui se dirigent vers le sol, vous serez alors obligé de connecter votre base aux chakras adjacents par ses racines supérieures. Ainsi vous privilégiez consciemment ou inconsciemment les racines supérieures au détriment des racines inférieures. Ceci limite la circulation de l'énergie vitale et crée des dysfonctions de la base.

Toutefois, l'énergie spirituelle de votre base est une énergie inconditionnelle; elle ne vous juge pas. Ne l'oubliez pas! Même si vous décidez d'utiliser cette énergie dans un mouvement de compulsion ou de retenue, elle circulera quand même, car elle est inconditionnelle. Toutefois, elle ne circulera pas avec la même force que si vous la laissiez libre et permettiez son mouvement sans la juger, en sachant comment la diriger dans ses racines du bas et dans celles du haut. En ce moment, sur votre planète, le chakra de la base des êtres vivant sur Terre n'est pas en santé et, par le fait même, votre société et les humains lui prêtent maintes intentions. Il est celui par lequel maintes maladies se manifestent.

Il est possible d'utiliser l'énergie spirituelle de vie logée dans ce chakra, non pas pour une compulsion ou une destruction, mais bien comme une nourriture dirigée vers tous les autres chakras, autant vers le bas que vers le haut. Cependant, pour que vous puissiez respirer l'énergie spirituelle de votre base, lui permettant de nourrir vos autres chakras et de nourrir votre relation à la Terre, il est important de devenir « un » avec cette énergie. Cette relation d'unité doit être inconditionnelle, totalement pure, dans l'amour, l'acceptation et l'accueil.

L'expression du chakra de la base dans votre quotidien se lit dans votre capacité de danser dans la physicalité. Nous utilisons le mot *danser* symboliquement. Vous pourriez être paralysé et danser quand même dans l'énergie de la matière. N'oubliez point que vous avez la capacité de spiritualiser tout ce que vous touchez, d'élever la matière à reconnaître l'énergie d'amour qui existe en elle, car la matière n'est point éloignée de

Dieu. Dieu est partout. La Source est dans tout ce qui est matériel et non matériel.

Que signifie «danser» dans la matière? Danser dans la matière, c'est la capacité naturelle qui émane du chakra de la base; c'est la capacité de fluidité, de libre circulation, d'adaptation des besoins fondamentaux et de souplesse face à toute forme de densité. «Danser dans la matière» touche directement votre capacité de ne point vous rigidifier ou de ne point projeter vos peurs, vos doutes face aux obstacles qui se présentent à vous dans la physicalité. «Danser dans la matière» signifie maintenir une fluidité face à la densité des obstacles ou à tout ce qui n'est point de votre taux vibratoire. Il vous est donné de pouvoir élever, par le chakra de la base, vos vibrations et les vibrations de la matière que vous rencontrez sur Terre.

Pour terminer cette portion d'enseignement, nous vous donnons l'exemple d'un soi-disant maître spirituel et nous posons quelques questions. Méditez sur ceci!

Si un maître se coupe de ses racines en présence d'un groupe, qu'est-ce que le groupe projettera sur ce maître et vice versa? Insécurité, pouvoir, séduction, peurs et doutes. Si le maître est coupé de ses racines, comment peut-il absorber cette énergie pour la faire circuler? Comment peut-il être un canal si sa base est bloquée? Si le maître juge la matière, comment peut-il diriger maints humains à spiritualiser la matière? Si le maître ne répond pas à ses besoins vitaux, comment peut-il aider les humains à répondre à leurs besoins? Si ce même maître s'attache à la matière et vit dans l'illusion de la posséder, se créant ainsi un chakra de la base rigide, comment peut-il transmettre le détachement? Si le maître ne reconnaît pas l'importance de l'énergie sexuelle ou, au contraire, si ce maître s'attache à l'énergie sexuelle, comment peut-il transmettre le tantra? Si ce maître a donné son chakra de la base à son épouse ou à son époux, comment peut-il guider les autres? Votre chakra de la base appartient à votre Essence. Vous en êtes le maître. Votre chakra de la base est un joyau. Utilisez son énergie pour vous nourrir, vous élever. Sachez que ce chakra est sacré.

- **La sexualité**

Rappelez-vous que tous les chakras sont en interrelation. Donc, le chakra de la base est relié au chakra adjacent de l'ombilic, nommé le hara. L'énergie vitale qui circule dans le chakra de l'ombilic (le hara) est en relation avec le pouvoir, le pouvoir intérieur face à sa vie et à soi-même. Beaucoup d'entre vous utilisent l'énergie de la base, la force sexuelle comme projection et jeu de pouvoir sur l'autre. Vous avez des distorsions du hara qui sont en relation avec les distorsions de la base. Vous vivez, sans le savoir consciemment, ce que nous appelons, comme dysfonction, l'écoulement ou l'épanchement de l'énergie du hara avec la base. Lorsque ceci se produit, l'énergie du réceptacle de votre hara qui s'écoule vers le réceptacle de votre base, est utilisée dans une projection du pouvoir, et la personne, par son expression dite sexuelle, tente de prendre pouvoir sur l'autre, de s'attirer l'autre, de le posséder. Ceci n'est pas l'expression saine de la base, car l'énergie sexuelle (qui est l'énergie spirituelle) est utilisée de façon distorsionnée pour s'approprier l'autre, pour le contrôler. Et ceci provient de l'épanchement du hara. Vous ne pouvez point séparer la base du hara.

Certains d'entre vous retiennent l'énergie sexuelle, soit consciemment, soit inconsciemment, pour des raisons qui leur sont propres. Ainsi, certains tentent de contrôler ou de manipuler leur partenaire en utilisant le réceptacle du hara, le pouvoir. Nous vous disons: «Laissez le hara là où il est». Dans la base, il y a l'énergie pure, l'énergie de vie, l'énergie sexuelle, l'énergie spirituelle. Vous avez droit de vivre votre sexualité, car votre énergie sexuelle est votre énergie de vie. Vous avez le droit de l'exprimer, de la ressentir, de la reconnaître, de l'utiliser pour nourrir tous vos autres chakras. Toutefois, vivre votre sexualité ne veut point dire la dilapider.

Vous avez le droit d'utiliser votre force sexuelle dans une expression et une communication avec la Terre, avec le Ciel et avec l'autre ou les autres, comme vous le choisissez, car vous êtes libre. L'humain possède de nombreuses raisons de ne point vivre son énergie sexuelle. Ces raisons sont basées sur des systèmes de croyances. Vous êtes libre et vous avez le choix d'adhérer ou non à ces systèmes de croyance. Vous avez aussi le droit de vivre votre vie en toute simplicité. Simplifiez l'énergie de la vie, car la vie est fort simple.

• Le vide

Il se peut que votre chakra de la base soit profondément relié au cœur. Il se peut aussi que votre chakra de la base soit profondément relié à votre conscience. Il se peut aussi que vous découvriez que votre plexus est dans votre base. Vous retrouverez alors beaucoup d'émotions dans le réceptacle de la base. Ces émotions n'ont point leur place là. Elles appartiennent au plexus et non point à la base. D'où viennent ces émotions ? Elles proviennent de blessures, de défenses ou d'attaques. La lourdeur énergétique de ces émotions affaisse le chakra.

Ainsi, la tristesse, la déception, la désillusion, le désespoir, amènent le chakra en position de négation de la vie. La base s'affaisse et le cône du chakra de la base se réduit petit à petit. Les racines deviennent molles, affaissées, elles portent la désolation. Les chakras adjacents qui portent ces racines souffrent de cette réduction. Ainsi, vous risquez de retrouver vos hanches et vos genoux vidés de leur énergie vitale.

Vous pouvez expérimenter un chakra de la base désillusionné, triste, déçu, qui s'affaisse. Cet affaissement se répand aux autres chakras adjacents et vous vous retrouvez sans jambes, même si vous avez l'impression d'avoir des jambes.

Cette sensation d'être sans jambes provient du fait qu'elles sont coupées par la tristesse et la désillusion ; tous les chakras sont vides. Cela existe. Le chakra de la base qui nie toute relation avec la Terre et toute relation avec les autres devient vide, littéralement vide. Si votre base est vide, vous risquez de développer des attachements, des cordages passant par le cœur, par le pouvoir (le hara), par les émotions (le plexus) pour prendre racine chez les autres ou dans la matière, à travers l'emploi, l'image sociale, l'argent, l'accumulation des biens. Vous ressentez alors l'illusion d'une forme d'autosatisfaction et vous avez l'impression que vous pouvez survivre. Ceci est dans l'ordre des choses, car la base est vide, et pour maintenir l'édifice, vous devez vous «accrocher».

• **La défense**

Petit à petit, comme organisme vivant face à cette négation de sa vie et à ce vide, le réceptacle de la base réagira par une contraction pour maintenir la vie. En se contractant, ce réceptacle installe une défense qui va rigidifier tous ses cônes. Cette rigidité assure que les cônes ne s'affaissent point totalement.

Lorsque la base se rigidifie, elle se ferme. Dans cette fermeture peuvent apparaître plusieurs configurations. Soit que le chakra se ferme, tel un pic ou plusieurs pics, soit tout simplement que le chakra se referme, tel un bloc, une muraille de Chine. Vous pouvez aussi retrouver un chakra de la base qui se bâtit une défense par la colère, la rage, l'impuissance, la révolte. Cette réaction peut être consciente ou inconsciente. Pour se défendre, le chakra se positionnera telle une épée. Ainsi, certains chakras sont, comme l'épée, dans une position de défense et ils contiennent colère, rage, révolte. Les chakras-racines adjacents qui reçoivent cette information de la base risquent de devenir rigides et de s'assécher. Les jambes deviennent raides, dures, rigides, prêtes à donner des coups exprimant la défense de la base.

Tentez de nous suivre! Une base qui a pour racines des jambes rigides se coupe de sa relation avec la Terre, car des jambes rigides ne se nourrissent pas à la Terre. Elles sont telles des racines contractées. Souvenez-vous que si nous avons un chakra de la base coupé de ses racines, l'énergie qu'il contient n'arrive plus, à la longue, à se diriger vers le bas, et elle tentera de se diriger vers le haut, car elle est inconditionnelle. Cette énergie ne juge point. Elle continue son mouvement quoi qu'il arrive. Toutefois, si vous tentez de la retenir, cette énergie ne tournera plus dans le sens naturel de l'énergie du chakra. Cette énergie ainsi contenue, retenue, circule sur elle-même, en sens inverse des aiguilles d'une montre, et entraîne compulsions, distorsions, maladies, dans les organes internes localisés dans ce chakra, détruisant l'énergie sexuelle, détruisant les organes féminins ou masculins reliés à l'énergie sexuelle.

Il est important de rétablir le sens du mouvement de l'énergie dans tous les chakras de la base de votre planète et d'aider les humains à utiliser cette énergie comme une nourriture terrestre et céleste, d'aider les humains à spiritualiser la matière. C'est ainsi que dans votre société, en ce moment, vous retrouvez le non-respect de votre environnement, la destruction de votre milieu de vie. Ceci n'est point la matière spiritualisée, ceci est le non-respect de la matière.

• Les mémoires

Votre chakra de la base peut aussi transporter des mémoires d'agressions à la suite de blessures reçues et vécues dans votre base. Lorsque votre âme a choisi cette incarnation, elle a choisi de retrouver certaines mémoires dans chacun de ses chakras pour permettre cette alchimie des retrouvailles avec certaines âmes, certains événements, certaines expériences de vie. Dans vos chakras sont logées des mémoires de cette vie et d'autres vies qui influencent la santé, l'harmonie de vos chakras. Par le fait même, si vous contemplez l'énergie du chakra de votre base depuis votre naissance jusqu'à maintenant, vous observerez des modèles répétitifs d'action, d'expression, de besoins fondamentaux non satisfaits, manquants ou distorsionnés. Il se peut même que vous ne puissiez point expliquer pourquoi, dans cette incarnation, vous avez eu constamment faim ni pourquoi, depuis la petite enfance, vous refusez la nourriture. Ainsi, vous entretenez une mauvaise relation avec la Terre, avec les humains et avec la vie, et ainsi, vous créez la maladie. Il est urgent que vous vous éveilliez à ces mémoires, que vous les guérissiez et que vous rétablissiez votre base, car vous ne pouvez pas devenir maître de votre vie si vous n'êtes pas maître de votre base. Être maître de votre base est reconnaître et répondre à vos besoins fondamentaux.

Ainsi, sur la planète Terre, en ce moment, errent maintes âmes incarnées, totalement coupées de leur base. Cette coupure est consciente ou inconsciente, peu importe. Elle peut provenir de blessures de cette existence ou d'autres. Vous allez rencontrer ces êtres, car ils seront appelés à suivre une voie dite spirituelle ou une voie d'ombre, c'est-à-dire une voie inspirée par la destruction. Il est très important de savoir reconnaître ces individus pour les aider à retrouver l'énergie de leur base, à habiter le chakra de la base et à reconnaître que l'énergie qui l'habite est tout aussi sacrée que l'énergie du cœur. Elle est l'énergie qui nourrit tous les chakras. Elle est l'énergie vitale à la base.

- **Les besoins fondamentaux**

Comment reconnaître l'énergie du chakra de la base en vous? Ceci est fort aisé! Quels sont vos besoins fondamentaux?

Dans votre chakra de la base se trouve la nourriture nécessaire pour vous maintenir enraciné et pour vous élever. Ce réceptacle prend sa nourriture dans la terre, dans le sol, dans la communication avec l'environnement terrestre, les roches, les pierres, le sable, l'eau salée, les arbres, les fleurs, les plantes, les animaux, le quotidien de votre vie, les tâches, la responsabilité de votre incarnation et la réponse à vos besoins fondamentaux. En ce millénaire, si vous vous promenez avec des antennes célestes fort développées et que vos antennes terrestres ne le sont pas assez, vous serez happé par le mouvement vortex de l'Inconscient collectif. Nous ne suggérons point ceci. Nous suggérons que vous vous mainteniez bien enraciné pour vous préparer à accueillir la mouvance que vivra votre planète, pour accueillir les tremblements de Terre, externes et internes. Si, dans le chakra de la base, vous logez des peurs du changement, des peurs des déménagements, des peurs des mouvements de transition, ces peurs seront stimulées par le changement de millénaire.

Lorsque votre énergie vitale, qui est à la base de votre édifice, circule librement et se nourrit de la Terre, vous êtes alors tel un arbre de vie dont les racines vont puiser dans les plans terrestres et célestes. Ainsi, vous reconnaissez que vous avez soif quand vous avez soif, et vous buvez. Vous reconnaissez que vous avez le goût d'un verre de vin (non point de trois bouteilles) et vous prenez le verre de vin. Vous discernez vos besoins. Vous reconnaissez que vous avez faim et vous vous nourrissez, sans compulsion, sans privation !

Vous reconnaissez ce qui vous convient et ce qui vous ne convient point sans nourrir des systèmes de croyance, tout simplement, dans la spontanéité de la vie. Et vous reconnaissez vos besoins sexuels et vous choisissez votre partenaire, en toute simplicité, sans nourrir des systèmes de croyances qui vous coupent de la vie.

Vous vivez ainsi l'énergie spirituelle de la base dans la conscience et la fluidité du moment présent avec tous vos autres chakras. Vous reconnaissez votre besoin d'avoir un toit, une maison. Et si cette maison ne vous convient plus, vous déménagez. Dans la fluidité de la base, il n'y a point d'attachement.

Vous utilisez l'énergie de l'argent pour répondre à vos besoins, non point dans la distorsion, non point dans la manipulation ni dans le pouvoir. Vous n'accumulez point sans qualité de vie, en vous assoyant sur vos trésors et en pensant que vous êtes pauvre... Vous ne dilapidez point non plus cette énergie de l'argent qui est une énergie en relation avec la Terre. Vous ne dilapidez point l'énergie de la sexualité, Dans la base, il est possible que ces deux forces se côtoient en réponse à ses besoins.

Les besoins fondamentaux proviennent de l'énergie de la base. Lorsque les racines sont coupées, l'humain ne sait plus comment répondre à ses propres besoins vitaux, il ne sait plus bien se nourrir quand il a faim, il ne sait plus boire quand il a soif, il ne sait plus éliminer lorsque le corps a besoin d'éliminer.

Quels sont les besoins vitaux ? Sont-ils satisfaits ?

Les besoins fondamentaux sont fort simples. L'humain a besoin de se vêtir, de se nourrir, de s'hydrater, d'éliminer. Ceci peut vous sembler grossier. Lorsque votre vessie est pleine, le reconnaissez-vous ou dites-vous à la vessie : «Je n'ai pas le temps, attends, ceci ne correspond point à mon horaire» ?

Ceci est l'expression de la vie à l'état pur. Habituellement, l'humain a besoin de racines reliées à un lieu ou à plusieurs. Contemplez maintenant, dans votre société, le propriétaire d'un lieu...Ne lui demandez surtout pas de déménager! Ne lui enlevez pas sa maison... Il pense alors : «Sans lieu, je vais mourir.» Le besoin d'appartenance à un lieu est naturel, car c'est un besoin fondamental. Toutefois, il est possible de le vivre dans une retenue excessive à l'opposé de la liberté de mouvement, dans la peur excessive opposée à la célébration de la vie, dans la sécurité excessive opposée à l'enracinement.

Vous savez que, sur cette planète, beaucoup d'humains ont faim et n'ont point de nourriture. Des gens ont soif et n'ont pas d'eau. Ils sont touchés dans le principe fondamental de leur vie. Ils sont ainsi en «sous-vie», ce que vous appelez la survie. Cet état est physique. Pourquoi est-ce physique? Parce que le chakra de la base est atteint.

- **Les besoins sexuels**

La force spirituelle qui passe par les hanches, par les genoux, par les chevilles et les pieds est appelée la force sexuelle, la force de vie première, la force primitive dans sa pureté, dans sa grandeur.

L'énergie sexuelle provient de la base. Elle n'est pas séparée de l'énergie de vie. Elle n'est pas séparée de l'énergie d'amour. Elle n'est pas séparée de l'énergie spirituelle. Votre énergie dite sexuelle est profondément spirituelle, profondément sacrée. Et comment l'humain vit-il son énergie dite sexuelle? Vous n'avez qu'à contempler! Dans votre société, l'énergie sexuelle est profondément influencée par des systèmes de croyance. De nombreux ouvrages ont été écrits sur la façon de gérer cette énergie.

Dans un mouvement conditionnel, certains humains ne choisissent d'utiliser le chakra de la base qu'en présence d'un autre humain; ils attendent ainsi le prince charmant ou la princesse qui viendra sur son cheval blanc les délivrer d'une relation qui est naturelle.

Votre chakra de la base vous appartient. Il n'appartient point à votre âme-sœur. Il n'appartient pas à votre épouse ou à votre époux. Vous êtes le maître de ce chakra. Nous suggérons que la toute première relation d'amour avec ce chakra débute avec vous-même. Contemplez ces questions et réflexions! Quels sont vos besoins fondamentaux? Comment vivez-vous cette énergie dite sexuelle qui est votre énergie de vie? Avec qui la partagez-vous? Tentez-vous de ne la conserver que pour vous-même? Jugez-vous cette énergie? Tentez-vous de la nier sans vraiment utiliser les moyens pour la transcender?

Savez-vous combien d'heures les moines doivent chanter pour transcender l'énergie spirituelle de la base ? Connaissez-vous quels sont les exercices que les moines tibétains vivent pour diriger cette force spirituelle de la base vers tous les autres chakras ? Plusieurs heures de pratique ! Toutefois, certains humains se croient moines et ne le sont point. Et ainsi, ces faux moines laissent dormir l'énergie vitale qui, cependant, ne dort pas. Ils choisissent de ne point vivre leur dite sexualité au nom de maintes raisons d'ordre spirituel, religieux, social, familial, personnel et même transpersonnel. Ainsi, au lieu d'être vraiment exprimée, vécue et en mouvement, l'énergie semble dormir. Attention à l'illusion, cette énergie ne dort pas, elle attend d'être utilisée. Si elle n'est pas utilisée, elle repose dans un réceptacle dont les eaux peuvent devenir troubles, car elles sont sans vie, sans mouvement. Ainsi, il se peut que ce non-mouvement crée une énergie de destruction et d'autodestruction, car ces faux moines qui ne chantent pas, qui ne consacrent pas leur vie à la prière et aux exercices tantriques, n'utilisent pas leur énergie spirituelle dans leur quotidien. Au contraire, ils maintiennent leur système de croyances et ils bloquent totalement leur base.

Par la suite, ces humains se demandent pourquoi ils ne sont pas enracinés, pourquoi ils ont des maux de tête, pourquoi ils ont des maux de genoux, pourquoi ils ont des maux de dos, pourquoi ils n'ont pas d'énergie, pourquoi leur plexus est si bousculé. La raison en est fort simple : ils n'utilisent point leur énergie de vie, ils ne la font pas circuler. Ils ne connaissent point cette joie, que ce soit dans la transcendance ou dans l'expression transcendante... Ils nient leur vie.

Êtes-vous capable de partager cette énergie vitale avec un autre sans système de croyances, dans le discernement, reconnaissant quelles sont les énergies chez l'autre qui sont compatibles ? Nous suggérons un partenaire compatible. Mais êtes-vous capable de discerner les vibrations compatibles aux vôtres ? Êtes-vous capable de vivre le mouvement spontané de l'énergie de la vie sans théorie ? Êtes-vous capable de vous nourrir sans théorie, de vous hydrater sans théorie ? Sans l'édifice des croyances, sans le support des structures du confort du mental, dans la spontanéité, dans la simplicité de la vie qui vous habite ? Contemplez !

Les besoins vitaux sont dans la base. Ces besoins vitaux sont tout aussi spirituels que le chakra de la couronne, car vous êtes un être spirituel. Plus vous respectez la vie, plus vous permettez à la vie d'être. Plus vous respectez votre choix d'incarnation, plus vous permettez à votre incarnation d'être. Plus vous respectez la matière, plus vous permettez à la matière d'être. Tout comme il est facile à une fleur d'éclore, vous pouvez agir ainsi avec la matière et ainsi permettre à la matière de vous servir dans votre chemin d'évolution.

- **La réponse à ses besoins**

Vous êtes constamment témoin des projections humaines sur tout ce qui est en relation avec la matière ou la physicalité. Êtes-vous découragé ? Maints d'entre vous pensez que la matière est sale ou que la matière est « basse ». Ainsi, vous nourrissez votre système de croyances. Lorsque vous jugez la matière, vous jugez l'énergie de vie. Il en est de même pour vos besoins ; vous avez tendance à jugez vos besoins, à ne pas les reconnaître et à les maltraiter.

Répondre à vos besoins, c'est respecter la vie en vous, c'est respecter l'amour qui circule dans le chakra de la base, c'est vous donner l'amour. Cet amour peut être vécu dans la réponse à vos besoins, sans distorsion, sans projection de l'énergie spirituelle logée dans votre base.

Vous avez le droit d'aimer la vie. Vous avez le droit d'aimer le vin, d'aimer le pain. Vous avez le droit d'aimer la matière sans vouloir la posséder. Vous avez le droit d'aimer la montagne, d'aimer la mer. Votre amour est l'expression du respect de la vie. Ainsi, vous pouvez spiritualiser la montagne, vous pouvez spiritualiser la mer, car vous aimez inconditionnellement. La vie est constamment dans un mouvement en vous, et vous avez besoin de cette énergie vitale pour fonctionner librement dans votre enveloppe physique.

N'utilisez point les enseignements d'amour des maîtres spirituels pour les transposer dans un monde de jugements et de dysfonctions de la base. Vous êtes une âme libre. Vous êtes libre d'habiter ou non le chakra de votre base. Votre base est un trésor vous permettant de vous élever, de communiquer avec la Terre et avec tous ses éléments, de répondre à vos besoins sans attendre la permission de l'autre et sans abus de pouvoir.

Savez-vous reconnaître que vous êtes vivant ? Savez-vous reconnaître la vie en vous ? Savez-vous la reconnaître ? Êtes-vous capable de vous *manifester* un toit ? Êtes-vous capable de vous *manifester* un partenaire ou une partenaire avec qui vous pouvez partager votre énergie vitale dans l'amour, la bonté, la grâce, la tolérance ? Êtes-vous capable de vous *manifester* votre nourriture lorsque vous avez faim ? De vous *manifester* un breuvage lorsque vous avez soif ?

Ceci peut vous sembler fort insignifiant, fort primitif. Et nous vous disons que maints humains ne savent plus reconnaître la faim ou, au contraire, ils croient qu'ils ont toujours faim ! Ce qui est anormal. Maints humains n'ont jamais soif ou au contraire sont constamment assoiffés ! Ce qui est anormal. Et maints humains ne ressentent jamais leur énergie sexuelle ou, au contraire, ils sont compulsifs sexuellement ! Ce qui est anormal. Nous venons de décrire un monde de distorsion de l'énergie de la base et de la reconnaissance aux besoins dits fondamentaux.

Lorsque vous êtes capable de répondre à vos besoins fondamentaux, lorsque la base est bel et bien habitée, vous pouvez habiter le chakra supérieur adjacent, le hara, et passer à l'action. La base n'est pas l'action. La base solidifie l'action.

Tous les maîtres spirituels ont eu à assumer leurs besoins fondamentaux. Guidés par d'autres maîtres qui étaient leurs guides spirituels, ils ont eu à rencontrer totalement l'énergie de vie et à la transcender par maintes pratiques, maintes expériences, maintes explorations de conscience. Ces êtres sont maintenant réalisés, car ils ne se sont pas laissé distorsionner. Cela est fort simple. Ne confondez pas ce que vous entendez au sujet de la pratique des saints et des saintes, ce que les ouvrages vous révèlent. Tentez de lire à travers les mots. Tentez de saisir que les épreuves que les saints et les saintes ou les maîtres ont eu à vivre, les ont amenés directement à assumer leurs besoins fondamentaux, pour qu'ils puissent, par la suite, utiliser cette énergie de la base dans l'élévation. Et vous y êtes, chacun de vous.

Dans l'expérience mystique, lorsque vous vivez une poussée de l'énergie dite *kundalinique* qui émane de la base et qui s'élève, vous utilisez votre base. Vous la respectez. Vous la reconnaissez. Quelquefois, certains humains sont aux prises avec cette énergie, car ils ne reconnaissent pas l'importance et le sacré du chakra de la base. L'entité qui habite l'enveloppe physique, l'âme qui est libre peut utiliser ce chakra dans la première, dans la seconde, dans la troisième dimension ou dans toutes les autres dimensions supérieures. Toutefois, l'étape de la reconnaissance des besoins fondamentaux et de la vie telle qu'elle est reste primordiale, peu importe la dimension dans laquelle vous permettez à votre base de vibrer. Vous ne pouvez pas sauter d'étape. Vous pouvez tenter cette expérience en cette fin de siècle, mais vous allez blesser l'enveloppe physique. Si vous choisissez d'être un mystique, soyez un mystique incarné. Soyez capable de répondre à vos besoins, de les reconnaître, de les accueillir et, si vous le choisissez, de les transcender sans toutefois les nier.

- **Les attachements**

Il existe une différence entre répondre à ses besoins et y être attaché. Certains humains ont créé une fixation sur cette réponse à leurs besoins. Ils n'ont pas qu'un toit, ils en ont vingt : un toit pour la pêche, un toit pour la mer, un toit pour le ski, un toit pour l'enfant, un toit pour la maîtresse ou l'amant, un toit pour l'auto, un toit pour le chien, un toit pour les bijoux, un toit pour les beaux-parents. Ceci est appelé une fixation de la base. D'autres ont une fixation dans la nourriture. Ils ont constamment besoin de nourriture près d'eux. D'autres ont une fixation dans l'expression de l'énergie sexuelle ; ils ont constamment besoin d'être entourés de leurs amants ou de leurs maîtresses. Tous ces attachements sont des fixations de l'énergie de la base.

Répondre à ses besoins n'est pas vivre la fixation. Vous avez besoin d'un toit : *manifestez* le toit. Répondez à vos besoins. Vous avez besoin de nourriture : *manifestez* la nourriture. Vous avez besoin de partager votre énergie sexuelle : *manifestez* le partenaire. Vous avez besoin d'un véhicule pour vous déplacer : *manifestez* le véhicule. Ne tentez pas de vous réduire en pensant économiser votre énergie ; l'économiser, c'est la tuer.

Que font les humains, vos confrères et vos consœurs, de cette énergie de vie ? Comment vos confrères et vos consœurs utilisent-ils l'énergie spirituelle logée dans la base ? Contemplez votre planète !

Vous avez de vos confrères et de vos consœurs terrestres qui disent à tous les êtres qui désirent l'entendre qu'eux n'ont pas besoin d'argent, qu'ils n'ont pas besoin des biens dits matériels : « Ceci est très bas ». Ils projettent leurs jugements sur la matière en ne respectant pas la vie existante ni la Source divine présente dans la matière. Ces êtres ne se nourrissent pas à l'énergie du sol, car ils refusent totalement la physicalité. Ils disent à qui veut l'entendre qu'ils n'ont besoin de rien. Ils jugent la matière. Ils jugent le sacré de son expression à travers la physicalité, comme n'étant rien. Ils jugent ainsi la Source divine qui habite la matière. Tous ces jugements sont des distorsions du chakra de la base.

Vous avez aussi de vos confrères et de vos consœurs qui disent que la planète Terre ne vaut rien. Ils disent que l'incarnation terrestre est difficile. Ils souhaitent que s'achève rapidement cette incarnation! Ils tentent maintes négociations avec la Source divine. Ils disent: «Ô! Source divine, donnez-moi quelque chose pour m'aider à finir ma semaine, ma journée, mon travail. Pourriez-vous m'envoyer une âme sœur? Pourriez-vous m'envoyer une brique sur la tête? Ou peut-être un tout petit accident d'auto? Ô! Source Divine, aidez-moi à en finir avec cette vie qui n'a point de sens!»

Vous les reconnaissez, n'est-ce point?

Pendant tout ce temps, l'énergie de vie est dans la base et contemple celui qui tente de déployer ses ailes. Celui qui s'épuise à juger son énergie vitale se fatigue. Il essaie, par tous les moyens, de s'élever au-delà de la matière. Il utilise son contact avec l'au-delà ou ses expériences mystiques pour fuir son quotidien. Cet homme n'est souvent plus capable de voir qu'une chaise est une chaise, car il ne respecte pas l'énergie de vie, croyant que la vie est dans l'au-delà, croyant que la Source n'existe que dans le chakra de la couronne. Il manque ainsi de respect à son énergie vitale, à son énergie spirituelle. Cette réalité de fuite mystique est une distorsion du chakra de la base.

L'HARMONISATION

• **L'expression de la vie**

Quand le chakra de la base respire dans sa fonction naturelle, l'humain porte en lui-même la force, la solidité de la physicalité et de la matière. Quand le chakra de la base transporte l'amour, l'humain, à l'aide de ce chakra et de tous les autres chakras, peut totalement utiliser la physicalité dans l'amour. Ainsi, l'énergie qui est dans le réceptacle du chakra de la base est utilisée inconditionnellement et sainement, sans distorsion ou compulsion, sans surutilisation ou sous-utilisation, sans jugement, sans condition.

Ceux et celles qui peuvent manipuler sainement la matière sont ceux et celles dont le chakra de la base est harmonisé. Ainsi, s'il y a une perte d'emploi, l'individu se trouve un autre emploi. S'il y a une perte d'argent, l'individu se recrée de l'argent. S'il y a une perte d'un objet, l'individu trouve un autre objet si cela est nécessaire. La matière est là pour vous servir. Ne lui donnez pas le pouvoir qui est inscrit dans votre hara, ne lui donnez pas le pouvoir de votre base. La matière en elle-même, attend que vous l'utilisiez. Cette planète attend d'être utilisée dans son essence.

Qu'avez-vous besoin pour servir? Manifestez-le! Certains disent: «J'attends que l'univers me donne...», «L'univers devrait répondre à mes besoins...». Mais savez-vous quels sont vos besoins? Pouvez-vous les nommer? Il se peut que l'univers vous donne un château, que vous paniquiez et que vous le perdiez. Avez-vous besoin d'un château? Avez-vous besoin d'une voiture de course pour faire vos achats? Avez-vous besoin d'un véhicule? Et si la réponse est oui, vivre dans le chakra de sa base, c'est manifester le véhicule, ne pas le couvrir de bijoux et tout simplement l'utiliser, le respecter pour ce qu'il vous apporte. Il en est de même avec les vêtements. Il en est de même avec l'entière physicalité, elle est là pour vous servir.

• **La spiritualité de la matière**

Vous êtes sur la Terre pour spiritualiser la matière. La matière n'est point que cette chaise de plastique. La matière est aussi le monde de vos émotions. La matière, c'est aussi votre douleur physique, votre maladie dite physique. La matière est aussi votre maladie émotionnelle et affective. La matière, c'est aussi vos formes pensées et vos croyances. La matière est aussi tout ce que vous touchez, que ce soit vibratoirement dans l'organisation d'un séminaire, dans l'organisation d'une soirée, dans l'organisation d'un repas de tous les jours. Ceci est la matière. Vos besoins font partie de la matière. Vous ne pouvez pas éviter le chakra de votre base. Vous pouvez tenter l'expérience de ne pas habiter la base de votre édifice qu'est votre corps. Vous êtes libre. Toutefois, l'équilibre débute avec la base, et vous ne pouvez point maintenir une harmonisation de votre structure spirituelle et énergétique sans solidifier la base.

Nous vous invitons à ne point juger, à accueillir. Si vous niez votre base ou si vous la jugez, c'est qu'il y a là une blessure inhérente à ce chakra. Lorsqu'il y a blessure, l'humain tente de se protéger. Il y a toujours une réaction qui s'ensuit. Il y a toujours une source à une blessure. Il est possible pour vous d'aller à la source et de l'accueillir. Il se peut que, dans votre conscient, vous connaissiez la source, et il se peut aussi que votre inconscient connaisse une source encore plus profonde. Nous vous invitons, dans votre exploration, à accueillir, à ne point juger, à vous donner l'amour et à vous permettre de guérir.

Certes, vous pouvez inviter tous les guérisseurs du monde pour vous aider à nettoyer et à guérir votre chakra de la base de sa blessure. Si vous ne vous accordez point la permission d'équilibrer la base, aucun guérisseur n'a la permission de guérir ce chakra à votre place. Est-ce que vous nous suivez? L'énergie de guérison ne s'impose point, n'est point forcée. Vous pouvez certes être aidé, mais ce que nous tentons de vous dire, c'est que vous êtes l'outil de votre guérison. Vous êtes le maître, **vous êtes le maître**.

Vous pouvez vivre cette illusion que le maître spirituel est beaucoup plus spirituel que vous, puisqu'il médite. Il a suivi cette évolution depuis sa toute petite enfance jusqu'à maintenant, dans un système religieux. Certes, nous dirons que cela est fort vrai. Le maître spirituel respire la spiritualité. Toutefois, où est le maître spirituel ? Où vit ce maître ? Comment est-il entouré ? Certains vivent cachés dans le désert, d'autres vivent dans leur ashram, d'autres vivent cachés dans leur grotte. Tous sont capables de transcender totalement la matière. Toutefois, il n'y a point que le maître qui puisse le faire, vous avez aussi cette capacité. Ne vous laissez point prendre par l'illusion de l'ego ni par vos projections sur le maître spirituel, qui sont de croire que ce dernier renie la matière. Ceci est une pure illusion, car il ne pourrait point être maître sans spiritualiser la matière. Et vous tentez d'imiter le maître. Vous interprétez les enseignements de façon telle que vous avez l'impression qu'il faut nier la matière, la physicalité pour vous élever. Ainsi, vous niez votre pouvoir et vous n'utilisez pas vos racines : vous êtes comme une montgolfière, une poupée mécanique. Vous êtes totalement ballotté par vos émotions, ballotté par l'énergie d'amour non enracinée et ballotté par les expériences mystiques. Vous flottez ainsi d'un ashram à l'autre, d'un médium à l'autre. Vous êtes déraciné. Soudainement, vous avez des douleurs aux jambes, vous avez des douleurs au ventre et vous saignez, vous perdez du sang, vous perdez votre énergie vitale. Pendant tout ce temps, vous oubliez de vous asseoir dans votre base.

Chaque fois que vous méditez, vous utilisez l'énergie de votre base, vous lui demandez de circuler, vous l'invitez à vivre sa nature qui est spirituelle. Chaque fois que vous méditez, cette énergie agit et vous aide à vous élever. Chaque fois que vous priez, chaque fois que vous vivez une pratique dite spirituelle, vous utilisez votre énergie de vie qui est logée dans la base.

Si vous ne jugez point l'énergie de ce chakra, si vous acceptez inconditionnellement l'énergie de vie de ce chakra et reconnaissez qu'elle est spirituellement naturelle, qu'elle est naturellement spirituelle, vous aiderez ainsi tous les autres qui vous côtoient à reconnaître la spiritualité de la matière. Car le chakra de la base est l'union des plans célestes aux plans ter-restres. Si vous reconnaissez ce chakra inconditionnellement, si vous utilisez l'énergie de ce chakra pour vous nourrir à la Terre, pour unir la physicalité aux plans supérieurs à travers tous les autres chakras, par votre action quotidienne, vous transmettrez aux autres et à vous-même cette relation d'amour avec la matière. Seul cet amour spiritualisera la matière, et ce chakra sera sain.

L'EXPLORATION ET LA PRATIQUE

Si vous avez ressenti qu'il y a une difficulté avec la base ou une difficulté entre la base et le hara, nous vous deman-dons de méditer sur cette information, de réfléchir, de contem-pler l'enseignement que nous venons de vous transmettre. Échangez avec ceux que vous estimez capables de répondre à leurs besoins et observez quelle est leur relation avec la physi-calité et avec leurs besoins vitaux. Échangez entre vous sur votre relation avec la physicalité. Contemplez votre relation avec la Terre, avec la matière. Contemplez vos croyances face à la matière, face à la Terre. Contemplez la matière, la terre qui vous entoure. Contemplez la vie. Contemplez votre capacité de spiritualiser la matière, votre capacité de manifester ce dont vous avez besoin. Contemplez que chaque fois que vous uti-lisez votre divinité, vous utilisez l'énergie de votre base

Contemplez le conditionnement de cette incarnation. Contemplez les blessures. Contemplez comment il se fait que ce chakra n'est pas harmonisé. Contemplez votre tendance à vouloir fuir dans les plans célestes. Questionnez votre âme en toute humilité. Questionnez votre personnalité en toute humi-lité. Qu'est-ce qui, en vous, vous empêche de vous nourrir à la Terre et ainsi de solidifier la base du maître à l'intérieur de vous ? Un maître ne peut pas être coupé de ses racines.

Nous devons maintenant vous laisser aller à votre explo-ration intérieure de votre chakra de la base, dans l'amour et la lumière. Saisissez bien, chère âme, que tous vos centres d'énergie sont reliés par une «tuyauterie» céleste et terrestre, inscrite dans la *sushumna*. Ce sont des vases communicants. Dans votre canal profond, les cœurs de chacun de vos chakras sont reliés entre eux. Ces liens appartiennent à votre famille d'âmes. Nous vous amenons dans cette contemplation. Ainsi, l'énergie qui relie vos centres est une énergie profondément céleste, l'énergie de votre divinité. C'est pourquoi chacun des cœurs de vos chakras est une usine d'amour, un puits d'amour universel. Il se peut que, par conditionnement ou par réflexe, vous ayez l'impression qu'un chakra n'est point nourri d'amour. Votre réaction sera d'aller, par ce chakra, chercher l'amour à l'extérieur de vous, dans la relation sexuelle. Vous êtes dans l'illusion de l'amour et vous souffrez, alors que, pendant ce temps, le cœur de votre chakra est rempli d'amour.

Nous vous invitons à la guérison et nous vous invitons, dès maintenant, à entrer à l'intérieur de vous, à respirer et à laisser le souffle divin, votre respiration, vous guider dans cette rencontre avec vous-même. Par un rituel intérieur que vous choisissez, prenez quelques secondes pour vous engager. Engagez-vous dans la guérison, dans le respect, dans l'accueil et l'amour de vous-même, maintenant.

Votre base est un centre en vous. Votre chakra de la base est spirituel. Puisque vous vivez votre divinité à chaque seconde, il est important que la base soit ce réceptacle de l'énergie de vie, car tous les autres chakras doivent passer par la base pour établir la relation avec la matière, avec la Terre.

Nous débutons l'exercice, et pour ce faire, vous pouvez vivre ce processus entre amis.

• **Première étape**

Soyez à l'écoute des autres, et si ce que les autres vous disent ne vous convient point, vous pouvez tout simplement

accueillir l'idée que certains et certaines ont des opinons différentes, une vision différente. Nous vous suggérons d'élargir
votre vision, de contempler. Veuillez noter et découvrir ce que
veut dire pour vous, matière, physicalité.

Quelles sont vos croyances sur tout ce qui s'y rattache ?
Contempler vos croyances sur la nourriture, la boisson, l'argent, la sexualité, l'habitation, vos croyances sur le fait de vous
déplacer, de déménager, de bouger...

Par exemple :

- Quelles sont vos croyances sur le mouvement ? Êtes-vous
  constamment en mouvement, et vous ne savez point où
  vous déposer ? Ou êtes-vous constamment fixe, et vous
  ne savez point bouger ?
- Quelles sont vos croyances sur la colère ?
- Quelles sont vos croyances sur l'utilisation de la matière ?
  Vous pouvez utiliser le chakra de base pour perdre vos
  énergies. Vous pouvez dilapider l'argent, la sexualité et
  perdre ainsi l'énergie vitale. D'autres réagissent par ava-
  rice ou par un besoin excessif de conserver leur argent,
  leur sexualité.

Est-ce que vous nous suivez ? Nous parlons des extrêmes,
car ces extrêmes existent dans la base. Êtes-vous capable de
vous agenouiller, de vous asseoir sur vos talons, de vous
asseoir sur le sol ? Êtes-vous capable d'embrasser la terre ?

Si vous prenez le temps de répondre à ces questions,
vous avez déjà la réponse sur comment se porte le chakra de
votre base.

- **Seconde étape**

Pendant tout ce temps, établissez le contact avec votre
base. Contemplez votre façon de marcher, contemplez votre
capacité de regarder le sol ou non, contemplez votre relation

avec le temps, le temps... terrestre, linéaire. Contemplez vos peurs et vos insécurités. Lorsque ce chakra est bloqué, lorsque ce centre est fermé ou blessé, pour les multiples raisons que vous connaissez sur Terre, s'installe la rigidité, et la rigidité de ce centre entraîne les peurs.

Contemplez vos peurs... vos peurs face à la vie, vos peurs face à la mort, vos peurs face à la sexualité, vos peurs face à l'argent, vos peurs face à la maison, le toit, l'habitation, vos peurs face à la nourriture, vos peurs face à l'agression de tout genre et de toute sorte, vos peurs du lendemain, vos peurs du passé, vos peurs du moment présent, votre peur de tomber, votre peur du vide, votre peur de la vie...

Qui suis-je? Où suis-je? Où vais-je? Insécurité....... la base.

Que la Source vous accompagne! Nous vous remercions.

MÉDITATION

Nous vous demandons maintenant de vous installer confortablement. Pour retrouver le confort, si vous avez besoin de vous lever, levez-vous. Nous avons besoin de votre accord pour cette méditation de guérison. Êtes-vous prêt à amener l'énergie de guérison dans votre base si cela est nécessaire? Êtes-vous prêt à assumer l'énergie de vie dans sa pureté, dans sa simplicité, dans son humilité et dans son inconditionnel? Il se peut qu'avec le cerveau gauche, vous ne compreniez point tout, comment cela pourrait s'exprimer; toutefois, votre cerveau droit le sait. Ainsi, demandez-lui d'influencer le gauche en ce moment, de le prendre par l'épaule et d'orienter votre énergie dans le corps calleux, ce lieu bien *calé* entre les hémisphères.

Nous vous demandons d'aller inspirer le rayon d'or qui est fort présent, qui est fort présent, dans l'univers en entier. Allez puiser à cette énergie. Demandez à ce rayon de vous pénétrer par la couronne, maintenant, d'entrer avec douceur à l'intérieur de tous vos chakras et de se rendre à la base, de purifier immédiatement l'énergie de la base. Inspirez l'or. Inspirez l'or jusque dans la profondeur de votre base. Laissez cette teinte vibratoire se mêler à la teinte vibratoire du chakra de la base. Laissez cette énergie entrer dans vos jambes et expirer par vos jambes et vos pieds. Redonnez à la Terre le rayon d'or. Et à nouveau, inspirez le rayon d'or par les pieds. Laissez-le purifier votre base par le haut et le bas, laissez-le purifier. Retenez l'énergie et expirez. Expirez en profondeur la teinte vibratoire or. Et inspirez à nouveau par les pieds et la couronne. Emplissez... retenez... permettez à cette énergie d'être, dirigez-la, demandez-lui de purifier votre base avec douceur... et expirez.

À votre rythme, maintenant, inspirez profondément. Retenez votre souffle, demandez immédiatement la guérison et la purification... et expirez. Et à nouveau à votre rythme. Retrouvez votre rythme respiratoire maintenant.

Laissez l'énergie circuler en vous. Recentrez-vous dans votre divinité. Contemplez la divinité de votre base maintenant. Contemplez la divinité des chakras des genoux, des chevilles, des pieds et des chakras des hanches. Contemplez la divinité de la matière maintenant. Regardez tout autour de vous. Regardez devant vous. Contemplez la divinité de la matière. Tout ce que vous touchez est divin, tout est vie. Vous êtes la vie. Contemplez la divinité de la vie en vous et tout autour de vous. Vous êtes la vie. Nous vous remercions.

Reconnaissez l'aspect sacré de votre vie. Reconnaissez la grandeur de la vie qui circule en vous. Nous vous remercions.

Que la Source vous accompagne en cette journée d'amour et de lumière.

Chapitre 4

Le chakra du hara

Le pouvoir

PRÉSENTATION

Le chakra du hara, tout comme celui de la base, transporte l'énergie vitale. Toutefois, cette énergie est à la fois différente et semblable. Elle est différente en ce sens qu'elle est plus affinée que celle de la base, et elle est semblable parce qu'elle est encore très près des aspects primitifs de l'énergie vitale.

Le chakra du hara est le centre de l'action sur cette Terre ; la base est le centre de l'interaction et de la communication avec le plan terrestre. Le hara est le centre de l'action de l'âme qui a choisi de s'incarner et qui a choisi de venir partager l'amour et la lumière sur cette planète. Ainsi, votre âme a choisi de s'incarner et elle a pris un corps de chair, une enveloppe physique. Cette enveloppe est appelée le temple de l'âme, temple à partir duquel votre âme concrétise sa mission, sa vision. Comment unir l'âme et la personnalité dans l'action que vous avez à vivre sur Terre à travers le chakra du hara ? Voilà la question.

LOCALISATION

Ce chakra est localisé, non point dans un resserrement comme celui de la base, mais bien dans un lac vibratoire, dans un lieu qui est vaste, là où la puissance de la vie peut prendre place, dans sa fonction propre. Ce chakra est localisé au centre du bassin, là où repose la fonction même du chakra, à deux ou trois centimètres de l'ombilic.

Ce chakra repose dans un vaste réceptacle contenant l'énergie de vie, contenant l'énergie du soleil levant, contenant l'énergie du pouvoir, le pouvoir pur, non pas le pouvoir distorsionné, non pas le pouvoir conditionné, non pas le pouvoir dominant, non pas le pouvoir dominé... le pouvoir de l'action juste. Lorsque ce centre d'énergie n'est pas distorsionné, il est l'expression même de la puissance, de la puissance de l'action juste, de la manifestation de l'intention d'amour, de l'énergie de l'âme agissant dans sa divinité. C'est le chakra du pouvoir personnel, transpersonnel et universel agissant dans l'amour.

Vous n'avez qu'à contempler la localisation du hara dans l'enveloppe physique pour constater que ce chakra repose dans un immense réceptacle, où il est aisé pour l'énergie de vie de se loger, où il est aisé de respirer. La respiration du hara, la respiration de la vie, est concentrée dans ce réceptacle, elle est contenue entre les os de votre bassin. Elle est purifiée par la base, nourrie par la Terre. Le chakra de la base est situé dans un passage beaucoup plus étroit. L'énergie vitale passe par la base et arrive dans le hara. Elle remplit le bassin, remplit ce lac, ce contenant, ce réceptacle d'énergie. Le hara est beaucoup plus vaste que la base.

Le hara et la base sont donc les chakras de l'enracinement. Le hara est plus éloigné de la Terre que la base et ne s'alimente pas directement à la Terre. Il s'y alimente par l'usine de raffinement qu'est la base. Déjà, la vie qui arrive dans ce lac est plus raffinée ; toutefois, elle possède encore toute sa puissance d'origine, toute sa pureté, toute sa force ; ceci est le hara.

Le hara est en continuelle communication avec la base, avec la Terre, à travers les hanches, les genoux, les chevilles et les pieds. Le chakra du hara est aussi en communication avec le monde externe et le monde interne, le pouvoir externe, le pouvoir interne. Dans le hara est logée la force de vie en relation directe avec l'action, l'action dans le monde, l'action interne qui devient l'action externe dans la réponse à ses besoins.

Ce centre vital est directement relié aux organes de la création, aux reins et aux surrénales, tant chez l'homme que chez la femme. Ces organes sont aussi reliés à la base, mais ils s'inspirent de la puissance créatrice du hara. Et rappelons-le, ce centre est aussi directement relié à vos surrénales, responsables de la qualité et de la vitalité de votre énergie de vie.

Plusieurs d'entre vous, qui sont coupés de leur base, utilisent la vie du hara pour agir sur la matière. L'action du hara n'est pas de spiritualiser la matière de façon aussi pure que la base. L'action du hara est d'être un véhicule d'évolution. Vous avez pris corps et vous êtes un être vivant sur la Terre. Vous reconnaissez la vie, vous reconnaissez la vie dans la matière, vous maîtrisez la physicalité et ceci, est «danser dans l'énergie». Le hara est le chakra de l'action juste dans la physicalité, dans l'énergie du cœur et dans l'énergie de la conscience. Le pouvoir même de la vie est d'agir; non pas, l'action compulsive, non pas, l'action démesurée, non pas, l'action fuyante, ni l'action dominante, mais l'action juste dans la fluidité du moment présent.

Ainsi dans le corps, vous avez trois lieux qui sont de réels lacs d'énergie: le hara, le cœur, et la conscience. Ces trois chakras sont beaucoup plus vastes que les chakras lieux de passage que sont la base, le plexus, la gorge, la couronne. Dans ces lieux beaucoup plus étroits, la vie arrive avec force, et chaque fois, elle passe à travers un sas où elle est raffinée. Par la suite, elle arrive dans un lac d'énergie pour se répandre, créant l'expansion, et à nouveau, elle s'exprime. Il y a un lien! Visualisez: base/hara, plexus/cœur, gorge/conscience. Saisissez-vous ce à quoi servent les lacs d'énergie?

DYSFONCTIONS

Nous vous avons souvent parlé de l'union entre le hara, le cœur et la conscience... L'action.

Ce qui est souhaitable, c'est que le hara ne soit point coupé ni du cœur ni de la conscience. Toutefois, le siège du cœur n'est pas dans le hara, et le siège de la conscience n'est pas dans le hara.

Sur la planète Terre, vous rencontrez des haras distorsionnés dans la troisième dimension vibratoire, là où existe le contrôle, les attachements, dans la deuxième dimension, là où existent les guerres, et dans la première dimension, là où existent les génocides. Vous rencontrez des haras qui utilisent la fonction du pouvoir, la puissance de vie, dans la destruction de l'autre et dans la destruction de soi-même. Par le fait même, ces haras ne portent point la vision de la lumière de l'âme qui les porte, mais bien la vision de la destruction. Ces haras sont coupés du cœur et de la conscience.

Dans le hara, vous pouvez rencontrer de tout, comme dans la base: l'inhibition de l'action, l'impuissance, etc. Vous pouvez rencontrer l'être qui ne s'est point encore révélé à lui-même, l'âme incarnée qui n'arrive point à agir, à passer à l'action, qui connaît de grands projets, de grandes idées, mais qui n'arrive point à les manifester, à les créer, à les vivre, à les concrétiser dans la physicalité, dans le monde terrestre; c'est l'inhibition de l'action. Dans le hara, vous pouvez rencontrer l'âme, la personnalité qui veut dire, qui veut partager, qui veut communiquer et qui retient son émotion, qui retient sa parole, qui retient sa façon d'être. Vous rencontrez l'âme incarnée qui vit une retenue de sa puissance de vie; c'est l'inhibition de l'action.

Et certes, vous avez aussi l'opposé. Vous avez le hara qui est dispersé dans son action et qui n'est point nécessairement aligné avec la vision, avec la mission de l'âme et la transparence de l'ego.

Vous avez aussi l'action effrénée, l'être qui agit sans méditer, qui pose de multiples gestes qui pourraient se résumer en un geste, qui fuit dans l'action effrénée.

Où vous situez-vous? Si vous le choisissez, vous trouverez cette réponse en cette journée, si elle n'est point déjà claire en vous-même.

Ainsi le hara est le centre d'énergie qui porte, dans sa fonction propre, la puissance spirituelle reliée à l'incarnation. Le hara porte, dans sa fonction propre, l'expression de la puissance intérieure et sa manifestation dans le monde.

Le hara a comme fonction de porter le pouvoir, la puissance intérieure dans un partage, dans une communion avec les autres à l'extérieur de vous-même. Pouvoir / Puissance... Puissance / Pouvoir... choisissez le mot, choisissez la vibration qui vous convient. Ceci est le hara.

Ainsi, il existe des haras qui sont bâtis telles des forteresses, constamment prêts à l'attaque, et par le fait même, prêts à se défendre même lorsqu'il n'y a point d'agression. Le hara ainsi bâti utilise la défense. Il émane de lui une énergie de dureté. La personnalité de l'être qui a un hara ainsi structuré utilise ce centre vital pour se défendre ou attaquer, imposer les lois terrestres, imposer le pouvoir, non point le pouvoir créateur, mais bien le pouvoir destructeur. Cette défense s'est bâtie parce qu'il y a eu blessure dans ce centre. Lorsque le hara blessé tente d'exister, soit qu'il s'effondre dans la dépression, dans l'inhibition de l'action, dans le sentiment d'impuissance, dans le désespoir et ainsi se vide de son énergie vitale; soit qu'il réagisse par une attitude de défense, d'attaque, de fermeture pour couvrir la blessure, pour ne plus être touché, ne plus être vulnérable en maintenant une muraille de Chine comme défense.

- **La rigidité**

Si le hara est rigide, le hara possède déjà une barrière en son centre. Quelquefois, dans cette rigidité, il entraîne et prend le potentiel de la base, suçant son énergie et coupant l'humain de ses racines premières. Ainsi, l'entité devient un « pouvoir ambulant ». Le hara rigide crée une distorsion de l'action juste et ne permet point l'écoute des vibrations du plexus. Concrètement, il refoule l'énergie du plexus au cœur, créant des troubles importants au cœur.

L'être qui rigidifie son hara prend l'énergie de la base. Il ne spiritualise point la matière, il la détruit en la saisissant et en tentant de la contrôler. Cet être, dont le hara est rigide, refoule les émotions jusqu'au cœur, entraînant une rigidité du cœur, une distorsion du cœur. Il se peut qu'il rigidifie les émotions, entraînant une rigidité du plexus. Cela crée un blocage important des organes internes reliés au plexus, influençant l'énergie du cœur.

Le hara rigide ne peut point nourrir l'être, la vie y est cristallisée. Pour se nourrir, l'être doit prendre pouvoir sur l'autre. Certains d'entre vous connaissent des êtres qui s'unissent en couple autour d'un hara rigide. Un hara rigide attirera à lui un hara vide. Nous appelons ceci les couples de haras ! L'un cède son énergie vitale, fort heureux de se faire prendre en charge dans l'énergie du pouvoir, car celui dont le hara se vide n'a pas confiance en sa vie. Et l'autre, dont le hara est rigide, démontre une très grande confiance, ce qui est une pure illusion, car sa force de vie est contractée. Il n'existe point de confiance en soi dans la rigidité du hara.

Ainsi, avec un hara rigide, vous pouvez imaginer les autres chakras, les autres réceptacles. Le cœur ne peut pas être fluide si le hara est rigide. La conscience ne peut pas être souple si le cœur n'est pas fluide. Cette contagion se communique aux autres lacs d'énergie, aux autres réceptacles. Pourquoi ?

Parce que l'énergie qui vient de la base est interceptée par le hara. Si elle est immédiatement distorsionnée, elle ne circule plus, elle alimente à peine les autres chakras. Ils ont la capacité de s'alimenter eux-mêmes, certes ! Toutefois, n'étant point nourris de la vie, de la fluidité de la vie, de l'expression libre de la vie, ils se créent leur propre vie, et ceci sème la destruction dans tous les autres chakras. Certes, la conscience se nourrit aux plans célestes, mais elle a besoin des autres chakras.

Un hara rigide s'exprime aussi par un ego édifié. Lorsque secoué par le tremblement de terre de la vie, le hara rigide craque. Il s'ensuit un très grand épanchement et une perte d'énergie vitale. Dans la communication, le hara rigide ne communique pas. Il reste fixé dans une puissance édifiée et se maintient dans des systèmes de croyances et des conditionnements. Tout se tient. Plus un être se crée une personnalité édifiée plus son hara se rigidifie. Et plus un hara est rigide, plus son propriétaire devient rigide. C'est un réel cercle vicieux.

Contemplez le hara des cardiaques ; il n'est point souple. La force guerrière s'est rigidifiée.

Quelquefois vous retrouvez un hara bien à sa place qui tente de soutenir les deux chakras adjacents... Vous avez mal au ventre, vous avez des crampes, des problèmes d'intestin, vous avez des adhérences. Vos intestins sont bloqués. Vous avez de la difficulté à éliminer. La base s'épanche dans le hara et le plexus, et les émotions se stockent et le hara s'enfonce et devient dur et rigide pour soutenir les deux autres chakras.

Étant donné l'accélération des vibrations de la planète Terre, il est urgent que vous repreniez possession du pouvoir de la vie en vous et tout autour de vous, que vous deveniez conscient de la perte d'énergie vitale dans le hara, que vous deveniez conscient qui sont les êtres, les objets, les matières, les conditionnements, les systèmes de croyances à qui vous donnez la puissance de votre hara. Que vous soyez dans une relation de dominant ou de dominé, ceci est la même chose.

- **La peur**

La peur d'agir appartient-elle à un hara rigide ou affaissé? La peur rigidifie. Vous n'avez qu'à vivre la peur, et immédiatement, quel est votre réflexe? Vous vous contractez. Toutefois, une contraction peut amener par la suite un effondrement du chakra.

La peur peut se retrouver dans tous les chakras. La peur logée dans le chakra de la base est souvent associée à la relation que vous avez avec l'énergie sexuelle, l'énergie spirituelle, la physicalité. La peur logée dans le hara est directement liée à votre relation avec l'action, avec le pouvoir, avec la force qui initie l'action, la force guerrière. Si la peur est logée dans le plexus, il y a peur des émotions. Si la peur est logée dans le cœur, il y a peur de l'énergie d'amour, peur des blessures d'amour, peur de perdre l'amour et ainsi de suite. Cela est-il plus clair?

Le hara transporte l'énergie de vie de la base. Il en est le réceptacle. Il est aussi l'expression de la force provenant des instincts. C'est pourquoi un des très grands fléaux que vous pouvez retrouver dans le hara est l'énergie de la peur, du doute. Vous retrouvez des haras fissurés, vides ou qui, par réflexe de défense, tentent de contrôler l'énergie de la peur. Quelle est cette peur? La peur de l'action, certes! Toutefois, la peur de l'action est la peur de la vie, car la vie est un mouvement. L'action est l'expression de la vie. Il n'y a pas de hasard dans le fait que des glandes et des organes fort importants soient associés au hara, entre autres les surrénales, les reins et les organes associés à la fécondité, « mettre au monde », « mettre en vie », créer la vie.

Dans votre société, l'énergie de la peur existe dans maints haras, ce qui crée une distorsion qui sème la destruction amenant l'action compulsive, l'action distorsionnée ou la retenue de l'action (inhibition de l'action). Ceci est fort néfaste pour le hara et pour votre société. Le hara se situe entre la base et le plexus, entre deux passages, deux transitions. Lorsque le plexus s'écoule dans le hara... oh problème! Car la fonction du plexus n'est pas d'être dans ce réceptacle, dans ce lac vibratoire. Ainsi, le hara devient congestionné par les émotions, et ceci crée des fissures, des sectionnements, des fragmentations, des pertes d'énergie vitale, voire même des maladies graves. À l'opposé, le réflexe de se retenir provoque de la rigidité et peut paralyser le hara jusqu'à son effondrement. Or, le hara devrait être souple, capable de s'affermir, capable de se relâcher, capable des mouvements de tension et de non-tension, capable de respirer.

Il existe maints types de haras. Vous avez les haras qui perdent constamment leur énergie vitale en créant, par les peurs et les doutes, des fissures, des fragmentations, des épanchements de l'énergie d'action et de l'énergie du pouvoir jusque dans la base. Ainsi, l'énergie de vie, l'énergie d'action, s'épanche dans la base et s'épanche vers le sol, alors que tout au contraire elle devrait s'élever. Ceci peut causer de très grands malaises. Si tel est le cas, vous êtes constamment en perte d'énergie vitale. Il en résulte une très grande fatigue créée par l'épanchement de l'énergie passant par la base. Le hara fissuré ou vide crée une dysfonction du chakra de la base. Cette dysfonction s'exprime par différentes sensations tel le sentiment de perdre pied. Il n'y a plus d'assise, vous êtes constamment ballotté par le vent, peu importe la source du vent, constamment ballotté par les événements de la vie. Vous n'arrivez pas à prendre racine dans un lieu, à prendre racine dans votre vie.

- **Les racines**

Vous pouvez certes imaginer le résultat d'un tel épanchement dans tous les autres chakras, car si les deux chakras de la base de votre édifice, soient le hara et la base, ont ainsi des fuites d'énergie, tout le reste est «voué à la débandade».

De plus, avec de telles dysfonctions du hara, si vous tentez de vous élever spirituellement, attention! Le premier réceptacle de vie étant totalement en fuite d'énergie, il y aura tempête et débordement causés par l'élévation de votre taux vibratoire; votre hara, ce lac, risque de perdre son eau. Son énergie vitale, son sang et les autres réceptacles seront fort déséquilibrés et ne pourront point maintenir leurs racines. Les seules racines que la conscience possède sont les racines célestes et les racines du cœur. Les seules racines que le cœur possède sont les racines du hara et les racines de la conscience qui s'alimentent au plan céleste. Ainsi, le cœur sera en débandade et la conscience sera perdue.

Pour utiliser les termes de votre psychologie moderne, vous risquez de vous retrouver dans une situation de *décompensation* ou perdu dans la recherche de drogues, soit affectives soit réelles. Pourquoi? Parce que votre base n'est pas solide. Il est fort important que vous saisissiez que l'énergie de vie est l'énergie qui vous guide. L'énergie de vie est l'énergie de l'amour. Si dans vos comportements sociaux, familiaux, personnels et même transpersonnels, vous êtes constamment à chercher la vie chez l'autre, à chercher l'amour à l'extérieur de vous, c'est que votre vie interne n'est pas solide. C'est que vous avez perdu le sens de la vie. Vous avez perdu une partie de cette énergie de vie. Vous l'avez laissée écouler. Il se peut que vous ayez les plus grandes raisons du monde pour avoir permis cet épanchement et avoir cédé votre pouvoir à d'autres; toutefois, céder votre pouvoir à d'autres, perdre ainsi votre énergie vitale, n'est pas de nature à aider l'enracinement de votre être.

S'il y a distorsion du hara et que la base n'est pas solide, vous êtes alors coupé de l'énergie vitale de la Terre. Votre puissance vitale, dont le réservoir est à la base de votre colonne, devra alors prendre ses racines dans le lac d'énergie du hara. Or, ce lac est fort vaste. Il se peut alors que vous ayez de la difficulté à vous enraciner dans un lac d'énergie si cette énergie n'est pas connectée à la Terre. Par le fait même, l'énergie du hara sera fort mouvante, vous aurez tendance à perdre votre centre et vous serez facilement déstabilisé par les événements extérieurs, par les mouvements intérieurs, facilement déstabilisée par les émotions du plexus. Ainsi, le lac deviendra un lieu où séjournera la tempête. L'eau, l'énergie contenue dans le lac, débordera, et il y aura fuite de l'énergie vitale, perte de cette énergie.

Vous avez aussi l'autre extrême. Il se peut que votre hara soit très resserré et qu'il n'y ait plus de fluidité. Toutefois, le sens même de la vie est fluidité. Ainsi, la vie tentera de circuler dans ce lac de sel (ceci est une image). La vie tentera de se décristalliser. Comment agira-t-elle? Elle ira dans le sens inverse, elle tentera de creuser le hara vers l'intérieur. Ce qui peut provoquer d'autres fuites d'énergie, toutefois cachées, fort souterraines, fort subtiles. L'expression de ce mouvement inversé du chakra du hara risque d'entraîner la maladie par la destruction même des organes internes de cette région, soit par un durcissement (concentration massive de l'énergie), soit par épanchement. Nous le répétons: la vie est inconditionnelle. La vie cherchera à retrouver une fluidité, mais parce que le hara est resserré, la fluidité n'ira pas dans le sens de son mouvement naturel, elle s'inversera.

Si votre hara est affaissé, pouvez-vous spiritualiser la matière? Non point. Votre réflexe de survie sera soit de vous couper de la matière, soit de la nier, soit de tenter de la fondre à vos émotions. Ceci ne crée pas une élévation de la matière, ceci crée une stagnation de la matière. Nous vous parlons ainsi du hara qui s'est effondré et dont le résultat est l'affaissement du pouvoir personnel et transpersonnel.

- **Le pouvoir dominant**

Certains d'entre vous ont déjà été témoins ou ont connu, à travers des mémoires d'existences précédentes, la puissance de la distorsion du hara et la puissance d'un hara rigide... Il y a eu des êtres qui ont dirigé d'autres êtres dans cette expérience de la destruction. Vous avez un terme terrestre pour ces êtres, les *dictateurs*. Toutefois, lorsque nous utilisons le terme *dictateurs*, vous pensez à des noms célèbres, n'est-ce point? Nous pouvons vous dire qu'il y en a plusieurs que vous côtoyez dans votre existence. Que font les dictateurs? Ils dictent l'action. Ainsi, vous retrouvez le potentiel, la fonction même du hara distorsionné. C'est pourquoi il est urgent que vous aidiez les autres en commençant par vous-même. Certains d'entre vous auront à solidifier leur hara quasi inexistant, en ce sens qu'il est effondré. Une telle dysfonction où le pouvoir est totalement dilué, crée une confusion émotionnelle dans toute action que vous posez et dans votre relation avec l'énergie de vie, avec l'énergie de la physicalité, avec l'énergie spirituelle. Vous êtes alors de réelles proies pour être dominés par le hara de quelqu'un d'autre.

L'histoire terrestre a connu maints dictateurs. Quel en est le résultat? La destruction du hara des autres. Cet acte n'est pas un acte de méchanceté. Cette action de domination est une question de survie. Les petits dictateurs ont l'impression d'exister dans cette domination. Certains se nourrissent de cette force guerrière, de cette force dominatrice, et ils accumulent les territoires, les victoires. Il existe aussi un autre groupe de petits dictateurs qui ne sont pas encore en âge adulte, les enfants et qui ont déjà un hara rigide, dominateur, qui imposent l'énergie du hara sur tout ce qui est vivant.

Même la matière est vivante, souvenez-vous. Ainsi, le petit dictateur, de tout âge, dicte toutes les actions à l'autre, lui dicte son territoire, lui dicte à quelle heure il faut se lever, à quelle heure il faut se coucher, ce qu'il faut manger. Si vous contemplez l'énergie des enfants, vous pouvez déjà identifier si vous êtes en présence d'un dominé ou d'un dominant.

En entrant dans la troisième dimension, dans l'enveloppe physique, certaines âmes bâtissent des systèmes, se nourrissent des parents... déjà, certaines âmes imposent leur petit hara. Ceci existe depuis maints siècles. Ainsi, les petits dictateurs ne sont pas que des adultes. Vous n'avez qu'à entrer dans certaines familles où les dictateurs sont les enfants, car les parents permettent ceci.

D'autres se cachent à l'arrière de cette force dominante, ne sachant pas comment être en relation avec le monde autrement. Depuis maintes incarnations, certaines âmes ont choisi de retrouver cette domination sur l'autre. Pour d'autres âmes, cette domination est conditionnée par cette incarnation-ci. La force du hara dominant crée la maladie, car il n'y a pas d'énergie d'amour dans cette relation avec autrui à partir du hara. Ainsi, la rigidité du hara est dans le non-amour. Il n'y a pas de souplesse. Le petit dictateur n'accepte pas la désobéissance et n'exige que la soumission. S'il n'y a pas de soumission, il se retire. Cela vous fait-il image?

Savez-vous que le besoin de contrôler provient du hara, qu'il provient aussi de la base distorsionnée? Ce besoin de contrôler l'environnement provient d'une profonde insécurité. Vous n'avez qu'à étudier la psychologie moderne. Les besoins fondamentaux n'étant point satisfaits, soudainement l'être se bâtit un hara, car la base n'est pas solide. L'être tente d'exister à travers le hara, et le ventre se noue, car la relation immédiate avec la Terre est distorsionnée, vide, non existante. Ainsi, vous rencontrez des êtres humains qui ont un tel hara. Ils ne sont point en relation avec la Terre. Ces êtres ne sont pas nécessairement des petits dictateurs, ils ont une tendance à vouloir contrôler l'autre, ou tout au moins, à vouloir contrôler l'environnement. S'ils tentent de contrôler l'autre, c'est qu'ils recherchent l'amour à travers le hara rigide, ils recherchent la connexion avec la Terre à travers le hara rigide, ils recherchent leur enracinement dans l'autre. Imaginez alors la souffrance, car l'enracinement ne se crée pas chez l'autre humain, l'enracinement se crée avec la Terre!

Si vous êtes en possession d'un hara vide ou d'un hara rigide, vous aurez besoin des autres pour vous nourrir, car vous ne vous nourrissez plus à la source réelle de vie qui est en vous et qui est aussi dans la Terre, dans la physicalité, dans chacune des parcelles du *prana*. Cela vous fait-il image?

•   **Remettre et reprendre son pouvoir**

Dans votre quotidien, vous allez rencontrer toutes sortes de formes de haras chez l'un et chez l'autre. Nous le répétons, dans la croissance dite personnelle, à travers les ateliers, les séminaires, que maintes d'entre vous vivez, lorsque vous prenez conscience que votre hara est affaibli et que pendant trente ans de votre vie, vous avez remis votre pouvoir à vos parents, aux éducateurs, au gouvernement, à vos frères et sœurs, à vos amants, à vos amantes, à l'argent, à la profession, une réaction inverse peut se produire.

Votre réflexe premier sera de ne plus vouloir remettre votre pouvoir. Votre réflexe premier sera de développer une défense face aux autres. Si vous êtes dans la non-conscience, vous aurez tendance à réagir ainsi: dès que vous vous verrez en train de remettre votre pouvoir, vous aurez tendance à réagir en vous défendant et en attaquant l'autre à votre tour. Ceci est une réaction de survie et non pas de conscience. Cette réaction inverse de reprendre votre pouvoir dans la colère, dans la haine, à la recherche du coupable, est dangereuse, car pendant ce temps, vous continuez à détruire votre propre hara.

Reprendre son pouvoir, ce n'est point remettre son pouvoir à la colère. Reprendre son pouvoir, ce n'est point remettre son pouvoir à la rage, à la haine. Si vous faites partie de ces âmes incarnées qui ont pris conscience que dans votre cheminement d'évolution, vous cédiez constamment votre pouvoir et qu'enfin vous avez maintenant l'impression que vous l'avez repris et vous êtes fiers de constater que vous pouvez exprimer de la colère et ainsi de suite, nous vous disons d'être vigilant! Utilisez votre discernement, car vous ne reprenez point votre pouvoir... vous cédez votre pouvoir à une énergie inverse qui est la colère, et vous êtes toujours à la recherche du coupable!

Nous vous invitons au discernement, car reprendre votre pouvoir, c'est prendre conscience que le pouvoir n'est point à l'extérieur de vous-même. Le pouvoir et la puissance spirituelle sont là, dans votre hara, dans votre sushumna, dans votre canal profond, et la force de vie est là. Soyez certain que reprendre son pouvoir ne peut se faire que dans la véritable réponse à ses propres besoins.

Reprendre son pouvoir se vit dans l'expérience de l'amour. Vous n'avez pas besoin de la haine, de la colère, de la prise de position pour reprendre votre pouvoir.

Vous pouvez nous dire: «L'opposé de l'affaissement, n'estce pas meilleur?» Et nous vous disons: «Attention! Vous avez déplacé la douleur et vous n'avez pas guéri votre hara, vous êtes dans l'action d'une reprise du pouvoir en vous, à travers la force guerrière déséquilibrée, la force guerrière rigide». Ainsi, certaines personnes se balancent d'un extrême à l'autre. Nous vous invitons à reconnaître que l'énergie de la colère provient d'un conditionnement, que la colère et la haine sont des signes d'expressions du pouvoir. Reprenez votre pouvoir dans la conscience de l'énergie de l'amour. Vous n'êtes pas une victime et il n'y a pas de persécuteur ni de sauveur. Vous n'avez point besoin d'être sauvé.

- **Relation avec les autres chakras**

Si votre hara est faible et que votre plexus porte des émotions provenant de votre cœur, vous vivrez de la confusion émotionnelle. Vous aurez de la difficulté à répondre à vos besoins, à reconnaître vos besoins vitaux en toute simplicité, à agir dans la physicalité en toute simplicité.

Si les émotions de votre plexus s'effondrent dans la base et que votre hara est faible, vide ou absent, vous vivrez de la confusion dans la reconnaissance de l'importance de votre physicalité.

Le hara est fort bien localisé. Il est logé entre le plexus, centre des émotions, et la base, centre de la relation avec la physicalité. Ainsi, certains d'entre vous vivent leurs émotions dans leur hara, car le plexus s'épand, s'écoule. Comme le hara n'a plus de force, les émotions tombent littéralement dans la cuvette du bassin, et le hara se retrouve avec les émotions du plexus. Si le hara est faible, les émotions continuent leur chemin, et le hara et le plexus qui s'épanche en lui, s'épanchent vers la base... Vous vous retrouvez avec une base remplie des émotions du plexus. Oh! surprise!

Soudainement, vous êtes à faire l'amour et vous êtes en colère... vous ne saisissez point pourquoi. Ou encore, vous êtes à vivre l'expérience de l'amour, de l'échange, et vous n'avez qu'une envie : celle de pleurer, pleurer, pleurer, pleurer... sans fin. Ne soyez point surpris ; c'est que vos trois chakras terrestres se sont épanchés les uns dans les autres. Il y a eu écoulement, car ils n'arrivent point à se maintenir et à vivre leur fonction ; ainsi, ils s'épanchent l'un dans l'autre : affaissement des chakras vers le bas. Mais il y a aussi parfois affaissement vers le haut, en ce sens que le chakra de la base est tombé dans le hara qui lui, est tombé dans le plexus. Toutes les formes sont possibles.

Vous êtes à faire l'amour et soudainement votre plexus réagit. Oh! Surprise! Vous avez soudainement envie de vomir... Ne soyez point surpris ; c'est que vous êtes en train de faire l'amour dans le plexus.

Ainsi, il existe sur la planète Terre, dans la troisième dimension, cette race de petits dictateurs qui dominent des automates. Toutefois, les petits dictateurs sont tout autant des automates, dirigés par l'énergie du pouvoir dominant, se nourrissant constamment des conquêtes, des victoires sur l'autre. Ils bâtissent une rigidité du hara telle que le cœur éclate. Le hara est directement relié au cœur, et non seulement à travers les chakras. Nous vous avons transmis que le hara est le cœur des chakras inférieurs associés aux plans terrestres. Le hara transmet l'action. Cette action est l'action juste. Elle provient de l'énergie de vie raffinée et cette action juste est initiée par l'intention.

Lorsque le cœur est blessé, lorsque le cœur pleure, il est toujours possible pour vous d'assumer cette douleur, d'assumer les blessures du cœur, de les prendre en charge dans l'énergie du cœur et de ne pas transférer la blessure dans l'énergie du pouvoir.

Lorsque vous ne voulez pas assumer les blessures de votre cœur, vous fermez son cœur. Et comment allez-vous vivre votre vie? En utilisant l'autre cœur, le hara, qui est le cœur terrestre, en le rigidifiant pour imposer sa domination et son pouvoir sur l'autre, et ainsi, avoir l'impression d'exister. Lorsque les blessures du cœur sont d'une grandeur telle que l'entité s'affaisse dans son cœur, elle devient alors totalement victime. Elle n'assume plus ses blessures. Elle s'abandonne à l'énergie de ses blessures plutôt qu'à la guérison de ses blessures.

Nous vous demandons de contempler votre hara en cette journée: est-il affaissé? Est-il rigide? Est-il en voie de s'assouplir? Le hara souple n'a pas besoin de l'énergie du cœur pour exister, car il possède sa propre énergie d'amour. Certes, le cœur nourrit tous les chakras; toutefois, l'action du hara souple est constamment guidée par l'intention juste provenant de l'union du cœur et de la conscience. Un hara souple signifie que vous assumez l'énergie de votre cœur, que vous avez appris de vos blessures et que vous n'avez point besoin d'établir la relation avec les autres dans l'énergie du pouvoir pour retrouver l'amour ou pour vous couper de l'amour.

Ainsi, lorsque vous assumez l'énergie de votre cœur, vous libérez votre hara et ce dernier peut enfin exprimer son réel pouvoir, qui est le pouvoir de la manifestation de la vie, de l'action dans le mouvement et de la vie guidée par l'intention. Le hara souple écoute le cœur.

Il est urgent de laisser au cœur ses blessures et de maintenir la souplesse du hara pour se nourrir de l'énergie de la base et de l'énergie de la Terre. Alors, vous cesserez de vous nourrir des autres. Vous vous nourrirez à la source même de la vie que tous et chacun possèdent. Cette nourriture aide la guérison du cœur. Le hara distorsionné qui prend sa nourriture en exerçant un pouvoir sur l'autre ne réussit pas la guérison du cœur. Ce hara qui prend pouvoir sur l'autre n'est plus le hara du soleil levant, il devient le hara du soleil couchant. Nous vous demandons de méditer sur cette image symbolique.

À l'opposé du hara fort, vous rencontrerez le hara vide. Il est fort aisé à identifier, car les êtres affligés d'un tel hara tenteront immédiatement de vous donner leur pouvoir et vous diront : « Vous êtes la solution à ma vie ; vous êtes ma vie ! » Si vous entendez ces termes, soyez assuré que vous êtes devant un hara qui s'épanche. Protégez le vôtre, non point dans un sens de fermeture ; toutefois, soyez assuré que les êtres tenteront de prendre de vous l'énergie de votre pouvoir, car ils n'ont plus de pouvoir, il est en fuite. La fuite est grande, car ce centre est un réceptacle, et l'emplacement du hara est vaste.

N'oubliez point que les chakras sont des cônes, et que ces cônes doivent être souples. Si la fonction même du hara est bloquée par des cristallisations ou si elle est affaissée ou vide, les cônes peuvent tomber de tous les côtés. Précédemment, nous vous avons dit : «Où vivez-vous votre base ? » Souvenez-vous de cette question. Nous pourrions maintenant vous dire : «Où vivez-vous votre hara » ?

HARMONISATION

• **L'action juste**

Lorsque ce réceptacle d'énergie est harmonisé avec la base, se nourrissant de la vie de la base, utilisant la vie de la base dans une communication saine vers l'intérieur et vers l'extérieur, alors l'expression de ce centre d'énergie, de ce lac, est l'expression d'amour. Le maître dont le hara est harmonisé reconnaît quand il doit agir, où il doit agir et comment il doit agir. Le quand, le où et le comment vous situent très près de la physicalité. Et le hara respire alors l'amour, il dégage une douce chaleur, il est souple et vivant, il est le chakra de l'action juste, de l'action dans l'amour.

La force du hara, la force pure du hara est inébranlable. Cette force de vie est une force guerrière dont l'arme est l'énergie de vie, l'énergie d'amour, l'énergie de vie dans l'accueil de la vie pour ce qu'elle est, tout simplement. La force du hara n'est pas rigide. La force guerrière est souple et inébranlable à la fois. Ceci est fort important, car si vous contemplez le hara, entre la base et le plexus, ce centre se doit d'être ainsi, car il n'est pas souhaitable que l'énergie du plexus se rende jusqu'à la base. Pouvez-vous imaginer ceci ? Pouvez-vous imaginer les émotions se mélangeant à l'énergie sexuelle, à l'énergie spirituelle, à l'énergie vitale reliée à la Terre ? Que se passerait-il ? Vous en êtes déjà témoin, votre société et bien d'autres transportent des humains qui ont une distorsion du hara, qui possèdent des systèmes de croyance sur le pouvoir et qui ont le hara fort perturbé. Ceci entraîne, en cette fin et en ce début de siècle, un mélange, une fuite et une distorsion de l'énergie du pouvoir ainsi qu'une *descente* des émotions là où elles ne doivent pas être (nous utilisons le terme *descente* pour vous faire image).

La souplesse du pouvoir exige l'humilité. La force guerrière du hara est une force humble, totalement humble. Le hara est humble, non point affaissé, non point rigidifié, car le vrai pouvoir est dans l'humilité, dans la réelle humilité. Ceci peut créer chez vous une pensée de contradiction : est-il possible que la force guerrière soit humble ? Oui, car elle est inconditionnelle. L'expression du pouvoir pur est dans l'action juste.

Le hara est un centre d'action ; non point l'action que vous connaissez dans ces sociétés, qui est le « faire » pour oublier l'« être ». Nous parlons de l'action pure, de l'action dans la non-action, de la stabilité dans la souplesse, de la force dans l'humilité, du pouvoir guerrier. Vous ne pouvez pas imaginer le très grand besoin de tous les êtres sur Terre de posséder un hara souple, fort et humble. L'action juste est « Être ». Ceci est la fonction même du hara : Être.

Lorsqu'il est aligné, lorsqu'il est sain, le hara a aussi pour fonction d'aider l'âme à spiritualiser la matière. Il a la capacité de rendre la matière flexible au mouvement, à l'expression et à l'action de l'âme sur Terre. Il a la capacité de prendre la matière et de la diviniser, d'aider le pouvoir divin de la matière à se manifester, à s'exprimer. Spiritualiser la matière, c'est élever la matière à la divinité qu'elle porte. Le hara a cette fonction. Le hara est le centre qui porte la vie dans son expression.

• Relations avec les autres chakras

Lorsqu'elle passe à travers la base, l'énergie spirituelle est appelée l'énergie sexuelle ; lorsqu'elle passe à travers le hara, elle est appelée l'énergie de vie en action. Elle devient la force créatrice dans son action, dans sa manifestation sur Terre et dans les plans de conscience que l'âme a choisi d'habiter.

Ainsi, lorsque le hara est sain, dans sa fonction propre, il est relié, associé à l'énergie de l'amour en lui-même. Il est en association avec le chakra du cœur et en association avec la vision que porte la conscience, le troisième œil, en association avec les capacités télépathiques que l'âme porte.

Lorsqu'il est sain, le hara est uni, associé à la base. Il se repose dans la force première de l'énergie de vie, il se repose dans l'énergie sexuelle, et il peut s'abandonner pour contacter sa puissance intérieure sur une base qui est solide.

Il y a beaucoup d'énergie dans le hara. Il y a de la place pour l'énergie. L'être dont le hara est harmonisé utilise cette énergie de façon juste, il ne la disperse pas, il ne la perd pas dans des actions effrénées, semant ainsi l'énergie de vie à tout vent, perdant ainsi son énergie vitale.

Il n'y a point de hasard. Le chakra du hara est aussi directement influencé par le chakra du plexus, car il est localisé entre la base et le plexus, en relation directe avec l'énergie du soleil du midi, l'énergie des émotions, l'énergie du mouvement de la vie.

Lorsque le hara est stable, lorsque le hara est harmonisé, le plexus n'est pas une mer déchaînée. Le plexus, par le fait même, peut vivre des vagues émotionnelles ; toutefois, la vie dans le réceptacle est solide, le lac est calme. La tempête peut prendre place dans ce passage plus étroit qu'est le plexus, et immédiatement, elle sera calmée par la paix émanant du hara. Il en est de même pour l'expression du hara. Si le hara est calme, si le lac est calme, si la vie y repose en harmonie, l'expression dans l'action sera juste et il n'y aura pas d'hésitation, il n'y aura pas de questionnement, il y aura l'action. Et cette action sera dans l'amour. Le pouvoir de la vie s'exprimera dans l'amour et dans la paix. Il n'y aura pas de prise de pouvoir. Il y aura l'expression de la vie, l'expression de l'action dans l'innocence et la fluidité du moment présent.

- **L'intention**

Comment se crée l'intention ? L'intention se crée par l'association du cœur avec la conscience, l'alignement du chakra du cœur et celui de la conscience. L'alignement de la divinité à l'énergie d'amour crée l'action juste. Ainsi, pour que l'action soit juste, il faut que ces trois chakras : conscience, cœur, hara, soient alignés, non seulement dans la sushumna, mais bien aussi dans une action et une énergie d'amour.

Comment relier l'intention à l'action juste et au pouvoir du hara ?

Lorsque la conscience s'unit au cœur, il y a intention. Cette intention, certes, est perçue telle une onde vibratoire par le hara. La fonction du hara est l'action juste, l'action dans la force guerrière. Le hara est un chakra guerrier. Il aide l'action. Cette action n'est pas sans intelligence, sans création. L'action est déclenchée par l'intention, par l'union de la conscience avec le cœur. Toutefois il se peut que l'intention provienne du pouvoir personnel du hara ; dans ce cas, l'intention ne provient pas du hara, mais bien d'un cœur fermé et d'une conscience fermée. Le hara est le centre de l'action. Le hara n'est pas le centre de l'intention. Lorsque vous contemplez un être qui agit dans une action destructrice, c'est que son hara a répondu à l'impulsion de l'intention provenant d'un cœur fermé, d'une conscience fermée entraînant une distorsion. Le hara transmet alors cette distorsion, car il devient distorsionné lui-même.

Le hara est aussi une base de lancement. Plus la base est solide, plus la fusée peut s'élever. La fusée représente votre esprit, l'élévation même de votre âme, de votre essence, la spiritualisation de la matière. Toutefois, elle ne peut point être si la base de lancement (le hara) n'est pas souple, humble, remplie de sa force guerrière.

Dans le chakra du hara, vous retrouvez la vie dans une énergie plus raffinée que dans le chakra de la base. La vie de la base est la vie dans sa nature la plus profonde, la vie reliée à la vie de la Terre dans sa nature la plus grossière, (ce qui n'est pas péjoratif).

Dans le hara, la vie est plus raffinée, car elle est dirigée non seulement vers la réponse à des besoins, mais aussi dans une communication avec la nature profonde de l'être, nature profonde de la base, nature profonde de la Terre.

Le hara représente l'énergie du soleil levant, l'énergie pure circulant dans une ouverture de lumière. Vous n'avez qu'à contempler le lever du soleil pour bien saisir le hara, pour en vivre l'expérience en vous-même. Lorsque le soleil se lève, comment est l'énergie de la Terre ? Elle est fort différente de celle au moment où le soleil se couche, n'est-ce pas ? Tout est à naître. Le soleil levant est le passage du moment de la nuit où les énergies subtiles influencent l'être d'une façon fort déterminée, où l'être quitte son enveloppe physique pour errer dans maints plans de conscience et aller s'y nourrir ; soudainement, le soleil se lève. Chacun retrouve son domicile (son enveloppe physique) et la force de la vie à l'état pur, raffinée dans la directivité, et la direction du pouvoir.

L'énergie du pouvoir n'est pas seulement dirigée vers soi. Le réel pouvoir est dans une communication d'amour avec l'univers, avec le monde, avec les autres, que ce soient la Terre, les animaux, les roches, les montagnes, les arbres, la mer, les humains, les objets, la physicalité, l'univers tout entier.

Le maître sait comment se reposer dans sa base ; il sait comment utiliser l'énergie de son pouvoir dans une relation et une communication d'amour avec l'univers. Tel est le hara du maître. Le hara du maître possède une force guerrière, certes, une force d'action, mais aussi une force solide et souple. L'énergie de l'amour est une énergie souple, transparente. Vous entendez souvent ces termes : « Solidifiez votre hara, allez respirer dans votre hara, recentrez votre énergie dans votre hara, puisez votre action dans votre hara. » Ceci ne se fait pas à travers la rigidité, ceci se vit à travers l'énergie de l'amour, car ce réceptacle qu'est le hara est rempli d'amour, rempli de cette énergie de vie raffinée, dirigée dans l'action juste.

L'action juste est en totale harmonie avec le mouvement intérieur de l'essence, de l'âme, qui est amour. Le mouvement intérieur devient le mouvement extérieur, totalement ajusté dans une communication avec le monde. Ceci est fort simple. Ceci est l'action juste.

La force guerrière du hara est une force tranquille, une force pacifique. Lorsque l'être repose en son centre, il devient très calme et peut ainsi contempler les événements de la vie, il peut contempler la vie qui circule en lui et dans les autres. Il peut contempler l'intention de l'action. Ainsi, le choix de l'action devient un choix fort tranquille, fort pacifique. Vous utiliseriez le terme : « un choix réfléchi ». Toutefois, l'action et la force partent du hara. La force qui émane du hara n'est pas une force intellectuelle, elle est une force pure, une force vitale. Elle est la force des instincts associée à l'intention, car vos instincts ne reposent pas que sur l'énergie de la base. Le hara et la base sont très connectés et ils sont associés directement aux chakras de l'enracinement.

Au-delà du personnel, la vie d'un maître est une vie *transpersonnelle* qui dépasse largement le moi. La vie du maître est au-delà de la satisfaction et de l'autosatisfaction. Non pas qu'il ne soit pas bien avec la satisfaction dite personnelle ; toutefois, le maître l'élève au-delà du personnel, car la vie du maître est une vie de service et il ne recherche point la nécessité de nourrir constamment le personnel. L'élévation vibratoire de tous ses chakras l'entraîne dans le *transpersonnel*. C'est pourquoi nous vous disons de reconnaître votre pouvoir personnel et *transpersonnel*, mais ne vous arrêtez pas au pouvoir personnel. Le pouvoir *transpersonnel* est l'utilisation du hara dans un service total à la Source, dans un service total aux autres et, certes, à soi, au service de l'évolution de son âme.

Réveillez-vous, car sur la planète Terre, le cœur des chakras inférieurs est fortement blessé. C'est pourquoi les gouvernements que vous connaissez existent. C'est pourquoi les guerres, les essais nucléaires, la destruction de la planète Terre existent. C'est pourquoi la paix conditionnelle existe. Tout ceci est l'expression du hara distorsionné. Sur Terre, le chakra du hara est profondément blessé.

Lorsque nous vous disons : « Vous êtes divin, agissez, reprenez votre pouvoir », plusieurs d'entre vous se mettent en colère, car ils veulent donner leur pouvoir aux Anges ou à d'autres entités. Et lorsque les Anges ou d'autres entités leur disent : « Reprenez votre pouvoir », ils réagissent dans la colère, ils se défendent, ils contre-attaquent.

Le hara est le siège de l'amour, non pas de l'amour conquérant. Ne tentez pas d'obtenir l'amour à travers votre hara, vous allez vous y perdre. Certains d'entre vous tentent de négocier l'amour, croyant que s'ils donnent ainsi leur pouvoir à l'autre, ils vont être assurés d'être aimés. Nous pourrions vous dire : « Vous allez être assurés d'être dominés ». Ceci n'est pas l'amour.

Ceux qui dominent imposent leur pouvoir à l'autre. Ils semblent si bien savoir ce qui est bon pour l'autre, et comment celui-ci devrait vivre sa vie de A jusqu'à Z. Ils croient ainsi aimer l'autre, entravant jusqu'à sa liberté.

Lorsque nous disons : « Reprenez votre pouvoir », celui qui a le hara vide ne sait pas quoi faire de l'énergie de vie dans son hara, et celui qui a le hara rigidifié, imposant à l'autre sa vision, ne sait pas quoi faire lorsqu'il reprend cette énergie. Il peut tenter de se contrôler, il n'y arrive pas et ceci sème l'autodestruction.

- **Le lâcher-prise**

Pour guérir le hara, vous devez lâcher prise, peu importe votre façon d'être en relation avec le monde. Vous devez cesser immédiatement cette action de soumission ou cette action de domination. Devenez conscient et vigilant de votre relation avec le monde et lâchez prise dans l'énergie de l'amour, non pas dans la colère, dans la haine.

Quand les choses que vous désirez manifester dans l'univers n'arrivent pas selon votre volonté, vous distorsionnez l'énergie de la base et celle de votre hara. Vous utilisez votre pouvoir pour manifester dans votre pouvoir ce que vous désirez et non pas ce qu'il doit être.

Lorsque vous contemplez votre existence et qu'il ne se passe pas ce que vous désirez, au lieu de distorsionner ces deux chakras et d'ainsi tenter de contrôler la physicalité, lâchez prise. Élevez vos vibrations et permettez à la grâce qui vous habite, à l'amour qui habite ces chakras, de se lier à la physicalité, de se créer des racines profondes. Lâchez le pouvoir personnel, demandez que ce qui doit être pour vous le soit. Lâchez prise, faites confiance. Le maître n'est pas celui qui choisit, il n'est pas celui qui ordonne à la matière. Le maître spiritualise la matière, il ne tente pas de la mater, de la dompter pour répondre aux besoins dits personnels, aux besoins de la personnalité. Tout besoin de contracter la matière, de la manipuler dans le sens de sa propre volonté, rigidifie et distorsionne les chakras concernés.

Plus vous lâchez prise, plus l'énergie descend. Imaginez les couples d'âmes sœurs ; lorsque deux haras rigidifiés et deux bases rigides se rencontrent, qu'arrive-t-il ? Lorsque un des deux a un hara rigide et l'autre vide, qu'arrive-t-il ? Vous pourriez dire : « Le hara rigide prend la place dans la cavité vide de l'autre ». Et lorsque deux haras vides se rencontrent... ?

EXPLORATION ET PRATIQUE

Nous vous suggérons fortement de reconnaître quel est le hara que vous portez et comment vous le portez. Vous n'avez qu'à contempler votre relation avec les autres. Vous n'avez qu'à contempler votre relation avec le monde.

Reposez-vous dans votre centre ? L'action que vous avez dans votre vie, vous renseigne immédiatement sur le type de hara que vous avez. Votre action est-elle rigide ? Est-elle nourrie par des considérations majeures et mineures ? Par des conditions exceptionnelles ? Est-elle inconditionnelle, juste, souple ? Est-elle alimentée par la peur ? Est-elle alimentée par le jugement, par l'autojugement, par l'autocritique ? Cette action est-elle aveugle ? Est-elle disproportionnée par rapport à votre énergie ? Est-elle dispersée ? Est-elle multipliée ? Y a-t-il action ou y a-t-il constamment retenue de l'action par peur, par autojugement, par autocritique ?

Et vous pouvez vous poser cette question : est-ce aisé pour moi de passer à l'action ? Dois-je réfléchir deux années avant de me déplacer ? Hara rigide. Suis-je ballotté par le vent ? Hara vide. Ceci est fort simple.

L'énergie de vie qui circule dans ce réceptacle est-elle l'énergie de la joie pure ? Le hara est-il joyeux ? Et la force qui séjourne dans le hara est-elle la force de la vie ? Aimez-vous la vie ? Aimez-vous la vie qui circule dans votre incarnation ? Aimez-vous la joie ? Aimez-vous l'action juste ?

Échangez avec les êtres autour de vous sur la vision et la perception que vous avez de votre hara, la perception que vous avez de votre capacité d'action dans le monde.

Contemplez si votre action a été conditionnée par un système de croyances familial. Retrouvez-vous votre action par peur ? Nous allons vous inviter à passer à l'action. Nous allons vous inviter à déployer vos ailes. Il est temps de passer à l'action, non pas à l'action conditionnée, mais à l'action juste pour vous, pour votre énergie vitale.

Contemplez comment vous avez agi dans la vie jusqu'à maintenant.

Dans votre existence, avez-vous connu des dictateurs qui ont puisé dans votre hara pour se nourrir à votre énergie vitale, ne pouvant pas se nourrir à leur propre énergie vitale? Comment avez-vous réagi face à ces dictateurs?

Comment communiquez-vous l'énergie de vie par le hara? Prenez-vous pouvoir sur les autres? Avez-vous tendance à donner votre pouvoir?

Attention à cette contemplation, car si vous avez tendance à être dans l'autojugement et dans l'autocritique, immédiatement ce réflexe sera présent. Identifiez ce réflexe. Êtes-vous de ceux et celles qui hésitez sans cesse avant d'agir? Est-ce de la réflexion ou de l'hésitation? Est-ce de la peur? Êtes-vous coupé de votre base? Votre hara s'alimente-t-il à l'énergie de vie pure? Avez-vous peur de la physicalité? L'action du hara n'est pas dans le septième ciel. L'action du hara est dans la vie, elle est dans l'énergie de la Terre, dans la physicalité, car en ce moment, vous êtes incarné.

Qu'avez-vous rencontré dans votre hara? Quelles sont les croyances que vous avez au sujet du pouvoir, de la puissance? Quelles sont les croyances que vous avez au sujet de l'action? Quelles sont les croyances que vous avez au sujet de l'assise qui est tout simplement la capacité pour l'âme incarnée d'habiter dans la conscience et dans son cœur? L'assise est aussi cette capacité d'habiter dans son centre d'énergie vital et de permettre l'action juste, l'action alignée à la mission, à la vision que porte votre âme. Reconnaissez-vous le pouvoir et la puissance intérieurs qui vous habitent constamment?

Nous vous demandons d'inspirer profondément dans votre hara, d'y amener l'énergie du rayon d'or et d'expirer à partir de votre hara. Maintenez en cette journée, un hara souple et reposez-vous. Maintenez-vous dans votre centre en cette journée d'amour et de lumière. Et que la Source vous accompagne !

MÉDITATION

Pour cet exercice, nous vous suggérons une rencontre avec vous-même ; tentez de vivre le questionnement et les réflexions qui suivent.

Souvenez-vous de votre naissance. Sur la planète Terre, l'enfant se nourrit d'abord dans le ventre de la mère, à travers le cordon ombilical. Vous naissez... pour vraiment naître physiquement et devenir autonome, il est nécessaire de couper ce cordon ombilical. Il est nécessaire de vous séparer de la matrice qui vous a porté pour que vous retrouviez votre force d'autonomie. Étrangement, sur la planète Terre, la coupure se fait à l'ombilic, au hara. Est-ce que vous vous souvenez ? À ce moment-là, vous avez été obligé de respirer par vous-même, vous avez été obligé, en tant qu'âme, de dire : «J'assume mon incarnation». N'est-ce point merveilleux ?.... Avez-vous oublié ceci ?

Nous vous demandons quels sont vos besoins. Nous ne parlons point du besoin de manger, du besoin de boire, du besoin d'avoir un toit, du besoin d'avoir un territoire. Êtes-vous capables de répondre à vos besoins ? Vos besoins dépendent-ils de l'autre ? Cordon ombilical dans l'éthérique. Vos besoins dépendent-ils de la société ? Cordon ombilical social. Vos besoins dépendent-ils du gouvernement ? Cordon ombilical social. Vos besoins dépendent-ils de la famille ? Cordon ombilical familial. Vos besoins dépendent-ils de Dieu ? Cordon ombilical divin... Avez-vous peur de l'autonomie ? Êtes-vous attaché à la dépendance ?

Votre hara possède-t-il encore des cordons ombilicaux ? Il serait intéressant et souhaitable pour vous de faire cette exploration et de répondre aux questions qui suivent. Vous découvrirez les cordages et les liens qui vous retiennent. Soyez sans crainte, suivez le questionnement, et vous aurez la piste des dépendances. Ne jugez point. Nous le répétons, tant que vous ne reconnaissez pas que vous pouvez vous nourrir à votre source dans le hara, dans la conscience et dans votre cœur, il y aura dépendance. Vous créerez toutes les raisons du monde pour croire que vous avez besoin de l'autre, que vous avez besoin de vos enfants pour exister, que vous avez besoin du gouvernement pour vivre, que vous avez besoin de l'institution pour survivre et ainsi de suite. Lorsque le hara est prêt à se détacher, ne plus exister à travers un cordon ombilical, c'est que vous êtes prêt à reconnaître que la force, le pouvoir spirituel, n'est point chez l'autre, mais bien en vous. Alors, vous êtes prêt à assumer votre incarnation, vous êtes prêt à vivre. Non plus à survivre. Vivre dans votre potentiel, avec votre possibilité, votre pouvoir créateur, et la vie devient une pure création de seconde en seconde en seconde. Elle devient création en présence de l'autre, création en présence du Divin, création en présence de tout ce qui existe, création autonome sans dépendance.

Êtes-vous encore branché à votre mère par un cordon ombilical... éthérique? Tentez-vous de projeter ce cordon à l'un et à l'autre? Avez-vous déposé votre cordon ombilical éthérique dans le cœur de votre conjoint ou conjointe... ou dans sa conscience... ou dans le plexus? Êtes-vous capable de vous nourrir à l'univers entier à partir de votre hara et d'exister sans cordon ombilical? Êtes-vous capable, tout simplement, de vous nourrir à votre force spirituelle, à votre énergie de vie, à votre potentiel qui est là, en vous-même? Êtes-vous capable de vous nourrir à votre force, en interrelation constante avec la force, le prana, qui existe dans l'univers entier? Êtes-vous capable de vous nourrir à votre base et de permettre à votre hara de se nourrir à la base? Dans votre temple, où est localisé le hara, dites-nous? Avez-vous une base solide bien ancrée dans le sol? Où se place votre hara? Où se place le lieu de l'action dans votre temple, le lieu de la nourriture de votre puissance intérieure? Dans votre temple, où avez-vous localisé le hara lorsque vous l'avez bâti? Est-il au grenier?... Est-il dans le sous-sol...? Nous vous laissons méditer sur ceci.

Veuillez noter quelles sont vos croyances, car nous lisons que vous en avez quelques-unes. Quelles sont vos croyances sur la vibration du pouvoir? Lorsque vous entendez le mot *pouvoir*, est-ce que vous frémissez? Comment réagissez-vous au mot *pouvoir*? Quelles sont vos croyances en ce moment, immédiatement? Comment réagissez-vous au mot *puissance*? Il est important qu'en cette journée, vous exploriez vos croyances sur ces deux mots: *pouvoir* et *puissance*. Pour vous, y a-t-il une différence entre pouvoir et puissance?

Quelles sont vos croyances à propos des mots *énergie de vie* ou *puissance spirituelle, force spirituelle*? Êtes-vous à l'aise avec ces mots? Est-ce qu'ils vous font peur, car les mots sont vibration et vous êtes vibration? Quelles sont vos croyances?

Quelles croyances avez-vous au sujet de votre bassin? Il se peut que vous disiez: «Nous n'avons point de croyances»! Nous vous invitons à contempler. Quelles sont les croyances que vous avez au sujet de votre bassin, sur toute cette région qui est appelée le réceptacle? Quelle est votre relation avec le bassin, ce lac d'énergie? L'habitez-vous? Est-il le siège de douleurs? Car là se logent vos intestins, c'est là où vous choisissez d'éliminer le trop-plein et d'harmoniser l'équilibre entre la nourriture extérieure et la nourriture intérieure. Certaines maladies des intestins sont directement reliées à l'inhibition de l'action ou à la trop grande perfection que vous voulez mettre dans l'action... Est-ce un hasard? Ainsi, quelle est votre relation avec vos intestins, avec votre bassin, ce lac d'énergie. Êtes-vous constamment dans la rétention de la matière qui devrait être éliminée ou êtes-vous en perte d'énergie et constamment à éliminer sept, huit, dix fois par jour? Quelle est la vision de votre hara?

Est-il aisé en ce moment pour vous de passer à l'action lorsqu'il est temps d'agir? Vous est-il plus aisé d'agir avec la personnalité? Êtes-vous dans l'inhibition de l'action de l'âme? Comment vivez-vous l'action dans votre vie? Retenez-vous l'action? Êtes-vous sans cesse en action ou alternez-vous de l'inhibition à l'action effrénée? Où vous situez-vous?

Le chakra du hara est le deuxième centre relié à la Terre. Le chakra du hara vous permet de spiritualiser la matière, d'entrer dans la matière et de l'utiliser pour qu'elle vous serve. Non point pour que la matière vous bloque, mais bien pour que la matière vous serve. Ainsi, vous est-il aisé de rencontrer un problème et de le solutionner? Un hara sain n'a point peur des problèmes, car il y a immédiatement solution. Saisissez-vous ce que signifie spiritualiser la matière?

Lorsqu'il vous tombe «une brique sur la tête», envoyée par vos amis les anges et les guides pour vous éveiller (car vous étiez dans le coma), êtes-vous capable de prendre la brique et d'en rire, de la contempler et de solutionner immédiatement ou traînez-vous la brique pendant des années? La force, la souplesse du hara! Lorsque vous êtes face à une difficulté dans la matière, est-ce que soudainement vous perdez toute force... et vous allez vous cacher? Avez-vous une réaction spontanée et cette réaction est-elle juste?

Le hara est le centre de la vie et de la mort. Il est le lieu où vous avez été capable de donner vie dans les existences où vous avez habité le corps d'une femme. Il est le lieu où vous pouvez aussi donner la mort. Nous ne parlons point d'un enfant mort à la naissance. Nous parlons de la possibilité de se détruire totalement par le hara en inhibant votre puissance. Ce centre d'énergie est l'expression même de votre capacité de vous mouvoir énergiquement dans le monde, d'agir sur la vision, la mission, ce que vous êtes venu vivre sur Terre.

Dans ce centre d'énergie, vous pouvez tout rencontrer. Vous pouvez rencontrer la tristesse, la faiblesse, la maladie. Vous pouvez rencontrer le pouvoir distorsionné, le pouvoir qui tue l'autre et qui vous tue par le fait même, Vous pouvez rencontrer le refus d'utiliser votre pouvoir et par le fait même, vous devenez la cible de ceux qui vous prennent par le hara et vous vident. Êtes-vous là à donner au vent... à gauche, à droite, à l'avant, à l'arrière? Nous vous invitons à contempler et à méditer sur ceci.

Que faites-vous de votre pouvoir? Le donnez-vous au premier venu? Gardez-vous votre pouvoir pour vous? Contemplez ceci. Nous vous invitons à être conscient de la région de l'ombilic dans votre propre corps physique. Non point pour juger cette zone, mais bien pour contempler. Avez-vous un petit ventre? Avez-vous un ventre qui creuse vers l'intérieur de votre corps physique? Avez-vous un ventre large? A-t-il du tonus? Manque-t-il de tonus? Nous ne vous disons point de contempler votre ombilic toute la journée... toutefois, nous vous invitons à prendre conscience de ce centre. Êtes-vous aux prises avec un ventre qui ne veut point éliminer? Êtes-vous aux prises avec un ventre qui est trop plat? Ne prenez point les critères de la société. Est-ce que ce ventre plat respire ou est-il étouffé? Est-ce que ce ventre respire ou est-il étouffé? Respirez!

Contemplez ceci... dans l'accueil.

Que la Source vous accompagne! Nous vous remercions.

Chapitre 5

Le chakra du plexus

Les émotions

PRÉSENTATION

Le plexus est un centre d'énergie vital, un chakra qui est fort sacré, comme tous les autres chakras. Le plexus est le siège, le centre, le réceptacle des émotions. Les émotions font partie du mouvement de vie. Les émotions sont un mouvement. C'est pourquoi, quelquefois, dans le réceptacle du plexus, il y a mouvance, tempête ou calme, car les émotions sont le mouvement de vie.

Ce centre du plexus est une porte de réceptivité. Dans toute sa force, il est un soleil ardent, d'une teinte vibratoire jaune brillant, éclatant. Si ce soleil est bien en son centre, il irradie l'amour, il irradie l'acceptation totale de l'extérieur et de l'intérieur. Le plexus est alors calme, il devient une respiration.

LOCALISATION

Dans le corps physique, le plexus est logé dans un lieu où il y a soudainement un rétrécissement de la structure physique. Il est situé dans un lieu étroit, car le plexus est un lieu de passage, un lieu de transition. Comme la base, lieu de passage de la terre au corps, aussi localisée dans un rétrécissement, le plexus est le passage du centre du hara au centre du cœur. Toutefois, le plexus n'est point étouffé ; il existe dans son cœur, et son cœur est au centre de votre canal appelé sushumna. Le cône du chakra s'ouvre vers l'avant et se déploie dans la zone des côtes flottantes, à la base de votre sternum, cet os qui sépare votre cage thoracique en deux. En haut du plexus, vous retrouvez vos deux poumons. Le centre du plexus s'ouvre aussi à l'arrière et sur les côtés. Ainsi, le plexus irradie d'avant/arrière et par les côtés. Le plexus est représenté dans tous les ouvrages sacrés anciens comme étant le soleil éclatant de midi. Sur l'heure du midi, avec vos verres fumés, contemplez le soleil quelques secondes et vous comprendrez le feu ardent du plexus. Le plexus n'est point le soleil levant du hara, il est le soleil de midi. La vie dans le plexus est appelée « émotion ». La libre circulation de l'énergie spirituelle qui passe dans le cœur du plexus devient l'énergie émotionnelle, l'énergie de la vie en mouvement : en anglais *emotion* (signifie *in motion*, en mouvement).

Vous êtes une âme qui a choisi un véhicule terrestre, votre corps physique. Ce véhicule est soutenu par les autres corps subtils que sont les corps éthérique, émotionnel et mental, corps appartenant aux plans terrestres et protégeant de leur amour, tels des cocons de lumière, l'enveloppe physique, les chakras et la sushumna.

À travers cette enveloppe, vous possédez des sens pour communiquer avec l'extérieur et avec l'intérieur, et à travers ces sens, vous ressentez. Même si vos yeux physiques sont obstrués par la peur, il vous est donné de voir. Même si vos oreilles physiques sont obstruées par le refus d'entendre, il vous est donné d'entendre. Il vous est donné de ressentir. Il vous est donné de goûter. Il vous est donné de sentir. Il vous est donné de percevoir. Si vous tentez de nier ces sens, vous niez votre incarnation, vous niez vos émotions.

Dans sa nature profonde, votre plexus est un soleil ; sa fonction est la communication. Communiquer l'amour, recevoir l'amour, transmettre l'amour... recevoir l'amour, transmettre l'amour... transmettre l'amour, recevoir l'amour. Le soleil irradiant exprime la joie, la force, la tranquillité des émotions. Le plexus contient la paix. Vous n'avez qu'à contempler ce lieu. Lorsque l'émotion est vécue d'une façon très pure dans son expression de vie, dans l'alignement à son essence, l'être qui vit cette libre circulation retrouve immédiatement la paix.

Le lieu stratégique du plexus est aussi relié à des organes internes. Tout comme pour le chakra du hara, ces organes internes sont reliés à la vie, d'une façon fort différente toutefois. Quelle est la fonction des organes de reproduction ? Transmettre la vie dans une action. Quelle est la fonction du foie, de l'estomac, du pancréas et de la rate ? Transformer et maintenir la vie.

Ainsi, associés au plexus, vous avez le foie, vous avez la vésicule, vous avez l'estomac, vous avez le pancréas, vous avez la rate, vous avez ce muscle fort important dans votre corps : le diaphragme, (muscle de la respiration thoracique et abdominale), vous avez le bas de vos poumons.

Le plexus est directement relié à votre diaphragme thoracique, un muscle fort important associé au système d'évacuation de l'air, de la respiration du souffle de vie dans l'enveloppe physique. Ainsi, nous utilisons l'expression : « la respiration du plexus ». Cette respiration est une respiration physique. Elle est aussi fort importante pour la maîtrise du monde des émotions.

Vous êtes vivant jusqu'à preuve du contraire. Cette incarnation, vous la vivez sur la planète Terre où le monde des émotions séjourne. Lorsque vous avez choisi d'habiter l'enveloppe physique en tant qu'âme, vous avez choisi d'expérimenter les émotions : la joie, la tristesse, la colère, la honte, la peur et ainsi de suite ; vous les connaissez.

Lorsqu'une émotion se vit à travers tous vos systèmes, il se dégage, dans votre sang, une hormone associée directement à cette émotion. Par le seul mouvement de l'émotion, un mouvement d'expression, une empreinte, une programmation, se crée en vous, transporté par le sang, et ceci influence d'une façon particulière les organes reliés à ce chakra. De là, ceci influence aussi toutes les cellules du corps, et enfin, tout le mouvement de la vie en vous. Votre âme a choisi de connaître la décharge hormonale qu'est le mouvement de l'émotion dans l'enveloppe physique. Vos âmes ont choisi de retrouver le monde émotionnel pour le transcender. Ces émotions sont logées dans le chakra du plexus.

Les émotions ne sont point problématiques. Le plexus utilise la gamme des ressentis, la gamme des émotions, et cela est nécessaire pour communiquer avec votre monde intérieur et avec le monde extérieur.

Vos sens existent pour vous servir. Ils participent à l'émotion, ils sont des portes de communication et de réceptivité. Ainsi, la vie du plexus, son énergie, c'est-à-dire vos émotions, font partie du mouvement de la vie et s'expriment à travers votre corps et à travers votre propre façon de percevoir la vie et les autres êtres autour de vous.

Il se peut que vous nous disiez que vous ressentez rien; nous sourions, car le rien n'existe point. Il n'est point possible de ne rien sentir, car vous êtes vivant. Même si l'âme n'habite point l'enveloppe physique et que par le fait même, vous avez l'impression de ne rien sentir et de ne point avoir d'émotions, nous vous répétons que vous êtes vivant et que par le fait même, vous vivez. Les émotions sont la vie; tenter de les nier est tenter de vous nier et de nier que vous êtes terrestre. Si vous tentez de nier votre incarnation et que la vie circule en vous, votre réflexe premier sera de bloquer votre respiration. Ainsi, vous bloquez la respiration du soleil, vous bloquez la respiration du plexus. Toute émotion est amour. Ceci peut choquer certains systèmes de croyances qui croient que la colère est une vibration basse. Lorsque vous vivez la colère et que vous la laissez circuler, elle suit le mouvement de la vie. Elle dure quelques secondes, le temps de l'expression interne ou externe. L'émotion est le mouvement de la vie qui passe, qui circule, et le plexus retrouve son calme par la suite.

Le mouvement de l'émotion a été initié par une action, et lorsqu'il est initié, il vit son action. Observez le tout-petit! Dans un mouvement, il exprime sa joie, sa tristesse, sa colère et sa frustration. Combien de temps? L'espace d'un instant, en toute simplicité. Dans un plexus en santé, le temps de circulation d'une émotion n'est point long. Vous n'avez qu'à contempler l'enfant. L'enfant est encore très près de sa divinité. Il se fâche, il exprime, il lâche prise et quelques secondes plus tard, il rie, il joue et il pleure. Ceci est le mouvement de la vie, cette vie qui est dans le plexus.

Si sa colère dure trente minutes, questionnez-vous sur votre enfant. Aurait-il déjà conditionné sa colère? Aurait-il déjà une croyance qui lui permet d'entretenir sa colère? Cette colère serait-elle déjà reliée au karma? Lorsque l'émotion est pure, dégagée de tout jugement, de toutes conclusions, de toutes pensées, croyances et de toutes mémoires, lorsqu'elle est une énergie en mouvement provenant d'une source, d'une expérience, lorsqu'elle est une réaction à l'action, lorsqu'elle est dégagée et qu'elle est pure énergie, elle passe et laisse dans le sang une petite trace hormonale. Point à la ligne. N'est ce point merveilleux? Souvenez-vous! Souvenez-vous: elle cède la place au prochain mouvement, et s'il est pur et non point entretenu par une croyance, une pensée...cela vous donne un autre état et ainsi de suite.

Que se passe-t-il avec le monde des émotions qui existe sur la planète Terre? Comment cela se fait-il que les plexus des âmes incarnées dans les première, deuxième, troisième dimensions soient si chargés? Vous avez déjà la réponse.

L'émotion a perdu de sa pureté. L'émotion est une réponse à une expérience, donc à une action. Imaginez que vous recevez une «brique sur la tête». Ceci est une expérience, n'est-ce pas? Vous êtes alors en présence d'une émotion, parfois douloureuse, parfois de joie.

Certains peuvent réagir par une colère, d'autres par la tristesse, d'autres par de l'apitoiement et ainsi de suite... Souvenez-vous! Si l'émotion passe, elle ne blesse point le corps, car elle a sa fonction propre dans le plexus, elle est l'expression de la vie. Vous vivez une expérience et vous réagissez à cette expérience, vous exprimez la vie face à cette expérience et l'émotion passe, telle une vague, tel un mouvement. Le mouvement ne s'arrête point, il continue et un autre mouvement s'installe, car une autre expérience vient et ainsi de suite, expérience après expérience, moment présent après moment présent. Toutefois, êtes-vous dans le moment présent?

DYSFONCTIONS

Tous vos chakras sont remplis de cellules énergétiques ayant une réalité physique qui se vit à l'intérieur de la sushumna, à travers le tissu conjonctif, à travers les organes qui sont reliés à vos centres d'énergie, à travers les artères qui y passent, à travers les os qui sont vivants. Nous vous parlons en ce moment de votre corps physique. Une forme pensée qui stagne a pour effet de cristalliser l'émotion, et le plexus prend soudainement cette cristallisation.

Par la suite, le cône du plexus se déploie dans le corps éthérique, puis dans le corps émotionnel, puis dans le corps mental, puis dans le corps astral, là où reposent les mémoires de vos vies. Le plexus peut épouser les cellules de toutes vos enveloppes énergétiques reliées à cette incarnation terrestre. Ces cellules sont vivantes.

Lorsque vous cristallisez une émotion dans votre corps émotionnel, vous la reconnaissez et vous dites: «Ah non! Pas encore cette émotion ». Imaginez que vous expérimentez la tristesse et que vous dites : « Non, pas encore la tristesse »... ou la colère : « Non, pas encore la colère ». Que se passe-t-il ? Vous ne permettez point à la tristesse d'exister longtemps n'est-ce point ? Toutefois, cette tristesse tente de poursuivre son mouvement, car elle est là pour vous parler, vous informer. Votre réaction de refus de cette tristesse peut entraîner une réaction de colère. La colère prend place et cristallise la tristesse, car vous vous fâchez d'être en colère à propos de votre tristesse. Si la colère est permise dans vos systèmes de croyances et non point la tristesse, vos corps mental et émotionnel vont cristalliser cette émotion, car vous avez le droit de la vivre.

Imaginez ce scénario maintenant et tentez de nous suivre. Imaginez que vous êtes au cinéma à regarder un film qui soulève de la tristesse en vous. Cela vous met en colère, car vous êtes habitué d'être en colère et vous jugez votre tristesse. Toutefois, vous êtes au cinéma ; donc, vous n'osez point exprimer la colère face à votre tristesse. Vous respirez, vous tentez de poursuivre et d'être à l'écoute de la prochaine scène ; cette scène est encore triste, car elle soulève une mémoire d'une autre vie. Par cette mémoire d'une autre vie, votre corps astral s'active et exprime l'émotion de base de tristesse. Toutefois, comme vous jugez votre tristesse, la colère viendra à nouveau.

Pendant tout ce temps, vous êtes dans votre plexus. Vous ressortez du cinéma, vous êtes chargé, vous êtes mal, car pendant ce temps, vous avez mangé des friandises au cinéma pour ne point ressentir cette accumulation de colère ! Formes pensées...mémoires qui resurgissent : tristesse, colère, formes pensées... mémoires à nouveau qui resurgissent et ainsi de suite. Nous avons utilisé l'image d'un film, car vous vivez votre vie comme dans un film.

Lorsqu'elles sont entretenues, lorsqu'elles sont jugées et non point vécues comme étant un simple mouvement de la vie, les émotions se cristallisent. Elles se cristallisent dans tous les chakras. Toutefois, vous avez un chakra spécialisé dans cette fonction : le plexus. Sa fonction propre est l'énergie spirituelle, appelée l'énergie émotionnelle, car l'émotion est divine, l'émotion est pure, l'émotion est l'expression de la vie, et vous avez la permission de vivre n'est-ce point ? Avez-vous la permission de vivre l'émotion ?

L'émotion est l'expression de l'élan vital. Nous lisons que sur la planète Terre, selon certains enseignements religieux ou sectaires, il y a des systèmes de croyances dits spirituels qui vous enseignent qu'il n'y a point d'émotions, que l'émotion n'a point sa place. Et ces enseignements vous disent : « Vous n'avez point le droit de vivre ». Ces enseignements préconisent que l'être spirituel est sans émotions. Attention ! Comment recevez-vous ces enseignements ? Comment les utilisez-vous ? Nier que la vie existe est nier que vous existez. L'émotion est l'expression de la vie. Certes, plus vous êtes en harmonie avec la vie, plus vous êtes conscient des mémoires qui vous habitent, plus vous reconnaissez quel est votre karma. Qu'êtes-vous venu retrouver sur cette planète ? Quel est ce manteau karmique que vous portez ? Quelles sont les épreuves que vous êtes venus rencontrer et que vous recréez ? Plus vous vous harmonisez avec l'incarnation, plus votre plexus se repose, car vous reconnaissez le mouvement de l'émotion, vous reconnaissez l'expérience et vous la saluez au lieu de la nier, de vous mettre en colère ; au lieu de l'inhiber, vous la saluez et vous passez à autre chose.

N'ayez point peur de vos émotions. N'ayez point peur de la vie. Certes, l'émotion ressemble quelquefois à une énergie de vie refoulée, mais lorsqu'elle veut enfin s'exprimer, lorsque vous lui libérez enfin le passage, cette émotion chargée passe par le plexus. Le passage est étroit. Imaginez qu'une émotion telle la colère du bassin décide de passer par le plexus : ceci peut faire peur, ceci peut créer la panique, car le réceptacle du bassin est fort vaste et la colère peut s'accumuler, s'accumuler et s'accumuler : alors la circulation de cette énergie peut être refoulée par l'étroit passage du plexus et revenir dans le bassin et dans son centre, le hara. L'émotion du bassin refoulée depuis vingt ans peut créer une dysfonction du chakra du hara si le plexus est trop étroit pour recevoir cette montagne émotionnelle venant des chakras inférieurs. Tout se tient. Lorsqu'une boule émotionnelle retenue et retenue depuis des siècles, des années ou des mois veut s'exprimer, elle doit passer par le plexus, par le cœur et par un autre passage fort étroit, la gorge, pour être transcendée vers les chakras supérieurs. Oh ! Horreur ! Cela peut semer l'énergie de la peur ! Toutefois, n'oubliez point que de cette façon, vous offrez à cette émotion la possibilité de s'épurer en passant par le plexus, par le cœur et par la gorge. Si elle n'est point jugez par vous, cette charge émotionnelle devrait diminuer de chakra en chakra, car vous utilisez l'énergie de l'amour pour la transcender.

Pour la majorité des humains, les besoins du plexus sont la «maîtrise des émotions»; pour d'autres, «l'inconditionnel»; pour d'autres, «l'accueil total des émotions»; pour d'autres, «l'humilité du plexus», etc.

Dans votre société, il existe maints systèmes de croyances sur le monde émotionnel. Il existe maints systèmes de croyances sur les émotions telles la tristesse, la colère et ainsi de suite. Dans la société dans laquelle vous avez choisi de vous incarner, il est permis d'être frustré, il est permis d'être triste. Toutefois, la colère est moins bien acceptée. Ainsi, dans son incarnation et son évolution de vie, votre âme a choisi de retrouver un système de croyances sur le monde émotionnel. Peu importe dans quelle société vous êtes né et qui vous a soutenu du tout début de votre existence jusqu'à maintenant, vous pouvez tout rencontrer dans le mouvement de communication du plexus.

Maintenant, contemplons les différentes configurations des dysfonctions du plexus. Imaginez que vous vous approchez d'un être dont le plexus est en pointe; plus vous vous approchez de lui, plus cela vous pique. Vous ressentez sa défense. Certes, il se défend et vous êtes en présence d'un plexus qui est prêt à attaquer. Ceci n'est point nécessairement conscient chez l'autre; toutefois, cet être a bâti le glaive dont la pointe vous attend, non point seulement vous, mais tout ce qui est vivant.

Vous avez à l'opposé de ceci, le plexus vide; dans ce vide profond, il y a l'autodestruction, le hara-kiri du plexus. Lorsque vous entrez en contact avec cet être au plexus vide et que vous le prenez dans vos bras, si vous n'êtes point dans le soleil irradiant de votre propre plexus, vous sentez soudainement un affaissement, un vide, et vous sentez que l'énergie de votre plexus, si il n'est point en santé, cherche à pénétrer le vide de l'autre, car le vide aspire. Vous êtes en présence d'une forme de vampirisme du plexus. Tel est son langage: «Donne-moi la vie; cette vie que je m'enlève. Donne-moi la vie. J'ai besoin de ta vie pour vivre, car je détruis la mienne. Je détruis ma vie émotionnelle, je me détruis.»

Par contre, si vous avez un plexus éteint, il vous est difficile de communiquer en toute simplicité avec l'autre et l'entourage, avec le monde extérieur, avec la montagne, la nature. Vous entretenez une confusion.

Certains d'entre vous prennent racines dans leurs émotions. Vous devenez une identité émotionnelle. Vous êtes réputé pour votre tristesse, pour votre agressivité ou pour vos doutes. Telle est votre identité. Cette dysfonction du plexus entraîne des troubles des organes associés au plexus que sont le foie, l'estomac, la vésicule, la rate et le pancréas. Il se développe des maladies ou des symptômes reliés au sucre, reliés à l'énergie de la vie. Le plexus ne vit point seul. Le plexus est très près du hara, en ce sens qu'il utilise la force kundalinique qui monte du hara vers son centre tout comme le hara reçoit la force de vie de la base. Si vous vous identifiez à une charge émotionnelle, vous limitez la montée de la force de vie vers le chakra adjacent du cœur. Vous bloquez inconsciemment la montée de la vie vers les centres supérieurs.

• Le flux naturel

Pour l'émotion qui passe à travers les chakras d'un sas plus resserré, telle la base, à un sas plus élargi, tel le lac du bassin, ou à un sas plus resserré tel le plexus et ainsi de suite, cette émotion se doit d'être fluide. Si vous la bloquez, il est fort dangereux que cette émotion reste prise dans les sas plus resserrés que sont la base, le plexus et la gorge. Cette cristallisation se transforme en crise de foie ou en excès de bile si la colère du bassin est grande, car la colère du bassin est difficilement gérable par le sas resserré du plexus. Votre plexus est le siège des émotions. Toutefois, le plexus n'est point un réceptacle. Le plexus est capable, par son soleil intérieur, de consumer les émotions qui sont en cristallisation. Toutefois, comme le passage est étroit, les émotions peuvent être retenues par le plexus. Retenues, les émotions se cristallisent et comme le plexus ne peut point en contenir trop (l'organe du foie éclaterait), le chakra du plexus réagira en s'écoulant.

Si le plexus se charge, si le plexus est noué, si le plexus se déverse sur l'autre ou les autres chakras, si le plexus est tellement faible qu'il capte constamment l'énergie cristallisée dans le plexus des autres, ce sont des signes que votre plexus n'est point en communication avec vous-même et que vous avez de la difficulté à communiquer avec vos émotions. Serait-ce que vous les jugez? Serait-ce que vous y chargez une pensée, un jugement, arrêtant le flux naturel de l'émotion? Serait-ce que les émotions sont accumulées, cristallisées par des jugements anciens dont vous n'avez même plus la mémoire et qui deviennent rigides dans cette cristallisation? Serait-ce que vous utilisez vos émotions dans un plexus trop faible, en dysfonction dans le hara et dans la base, et que par le fait même, le plexus est vide de son énergie de vie, qu'il s'écoule et s'épanche dans les autres chakras ?

Ainsi, les émotions peuvent être retenues pendant quelques années dans le plexus et semer une destruction des organes internes. Chez certains sujets, les émotions vont immédiatement se diriger vers les chakras qui veulent bien exprimer ces émotions, par exemple, la colère du bassin, la colère du cœur, la tristesse du cœur, la tristesse du bassin. Toutefois, soyez assuré que cette tristesse a été exprimée en tout premier lieu par le plexus, car l'émotion émane du plexus. Certes, elle est déclenchée par une source, la forme pensée ; l'image intérieure entretenue dans le cerveau déclenche le réflexe de l'émotion. Toutefois, elle est vécue par son siège. La fonction propre du plexus est de vivre l'émotion qui, elle, est cristallisée par la forme pensée qui vient du cœur ou encore par la forme pensée qui vient du hara ou de la base. Et ainsi vous retrouvez dans les chakras inférieurs et supérieurs, des émotions qui errent, qui n'ont point vraiment leur lieu d'appartenance. Nous nommons cette dysfonction : « le plexus qui loge dans le hara, vice versa ou le plexus qui loge dans le cœur et vice versa ». Le cœur s'écoule dans le plexus. Le plexus s'écoule dans le hara. Le hara s'écoule dans la base et la base perd son énergie vitale.

Vous qui êtes maintenant un adulte, reconnu ainsi par votre société, vous savez que votre plexus se charge souvent en lui-même ou que votre plexus prend souvent la charge qui est à l'extérieur dans le monde. Et vous le dites vous-même : « J'ai capté au niveau du plexus ». Que votre plexus se charge et qu'il ait la capacité de capter la charge est un signe fort évident que la vie circule dans votre plexus ; toutefois, elle circule dans un ralentissement du mouvement de vie.

Contemplons une autre dysfonction qu'est le « nœud » du plexus. Si votre plexus est fermé, vous avez constamment un nœud. Le nœud signifie qu'au lieu de circuler dans le mouvement naturel de la spirale, dans une expression de réceptivité, l'énergie de vie creuse dans un mouvement de destruction et d'autodestruction. Elle creuse sur elle-même et elle va détruire les organes internes associés au plexus que sont le foie, l'estomac, la rate, le pancréas.

Souvenez-vous, maintenant ! Si vous êtes ouvert et vide, les probabilités sont fort élevées que vous captiez des autres ce que vous n'avez point besoin de capter pour vivre. Occupez-vous de vos propres émotions ; vous n'avez point besoin de capter les émotions des autres. N'oubliez point que le plexus est un soleil irradiant. Pour que ce soleil puisse briller, la vie de vos émotions se doit d'exister. Et puisque vous êtes humain sur la planète Terre, enraciné dans votre divinité, il est tout à fait naturel que vous viviez le monde émotionnel, car l'émotion est le mouvement de la vie.

- **La tristesse et l'état de « victimisation »**

Certes, si la tristesse est cristallisée depuis trois siècles en vous et qu'en vous incarnant vous avez choisi de la retrouver, vous pourrez affirmer que vous êtes cette tristesse. Vous avez de la tristesse ; s'est-elle vécue, ne s'est-elle point vécue ? Il se peut qu'elle soit accumulée et que lorsque vous choisissez de devenir conscient de votre plexus, vous ayez soudainement envie de pleurer. Et vous nous dites : « Vous nous avez promis que le mouvement était de courte durée. » Toutefois, vous oubliez que cela fait trois siècles que vous êtes triste et vous ne pleurez que depuis vingt-cinq jours seulement. Et vous vous questionnez. Nous vous disons de continuer de pleurer. Videz la tristesse ! Toutefois, attention ! Devenez conscient. Ne l'alimentez point par un sentiment de victimisation. Ceci n'est point le mouvement naturel de l'émotion. Ceci est la distorsion de l'émotion alimentée par un système de croyances qui dit : « Pauvre de moi, j'existe dans la tristesse ; ainsi je suis triste. Si je ris... oh malheur ! je démontre aux autres que je suis capable d'être heureux. Ah ! ceci est terrible, car j'existe dans le

pauvre de moi. Je dois tout faire pour maintenir ce modèle!».
Ceci n'est point le plexus irradiant. Ceci est un écoulement du
cœur qui a ses blessures et qui soulève l'émotion générée par
la non-reconnaissance des blessures, la distorsion des blessures en état de *victimisation*. Ainsi, le cœur s'épanche dans le
plexus qui se cristallise ou qui s'épanche dans le hara et se
cristallise. L'individu du type victime transporte un hara vide
ou un hara d'attaque, car il ne veut plus être attaqué.

Lorsque vous avez le plexus déplacé dans le cœur,
contemplez-vous! Le cœur n'est point le centre des émotions.
Le cœur est le centre de l'amour, et par le fait même, le cœur
peut être le centre des blessures de l'amour. Certes, les blessures d'amour et de non-amour soulèvent des émotions,
n'est-ce point? Si le plexus se déverse dans le cœur, le cœur
devient une charge émotionnelle. Ces émotions entravent la
reconnaissance et la guérison des blessures du cœur, elles
créent une forme de filtre, de mirage émotionnel. Cela ressemble à une mélasse émotionnelle: le plexus se déverse dans
le cœur et le cœur ne peut point en prendre trop; ainsi, il en
donne à la gorge, et là, vous retrouvez une gorge remplie
d'émotions. Oh!... douleur, la parole n'est point pure, la parole
entraîne immédiatement des émotions, et ceci n'est point le
siège de la gorge. Le siège de la gorge est tout simplement la
parole d'or. Cela fait-il image? Lorsque le plexus se déverse
dans le hara, l'action n'est plus juste, l'action est chargée
d'émotions et cela épuise, cela épuise. C'est ainsi que vous
pouvez retrouver la victime en vous, logée dans tous les chakras de la base jusqu'à la conscience.

• **Répercussion sur les organes**

Imaginez un plexus qui est malade, un plexus vide dont
l'énergie tourne, non pas vers l'extérieur, vers la communication dans la joie, le plaisir et l'harmonie, mais vers l'intérieur,
dans le sens inverse. L'énergie s'autodétruit alors et détruit les
organes logés sous la coupole du cône du plexus, cône avant,

cône arrière, cônes latéraux. Ces organes, par le fait même, vont développer une cristallisation émotionnelle dans leurs cellules.

L'être qui a besoin d'être reconnu et qui ne l'est point, est déçu, et de ce fait, cette déception et cette non-reconnaissance atteignent l'estomac, soit dans la tristesse, soit dans la colère.

Les ulcères d'estomac sont le produit d'une colère enfouie qui produit un liquide acide brûlant le tissu et le perforant à la longue. Cet acide est créé par une anxiété, une inquiétude causée par la non-reconnaissance. Si vous portez un tel plexus, vous aurez tendance à vouloir toujours faire plus pour être reconnu. D'un extrême à l'autre, lorsque vous remettez votre pouvoir à l'autre, pour être aimé à n'importe quel prix, une autre maladie, liée à ces trois chakras que sont le plexus, le hara et le cœur, peut se créer ; il s'agit du diabète et/ou de l'hypoglycémie.

Lorsque le plexus est faible ou constamment poussé, dans sa force de vie, aux mouvements extrêmes, il aura tendance à vouloir se défendre, car il se sent attaqué par vos comportements émotionnels compulsifs. Votre plexus envoie alors un message de défense au système immunitaire qui s'épuise. Cela peut provoquer une réaction extrême : ce sont les maladies du système immunitaire qui peuvent provenir d'un déséquilibre profond du plexus et d'un épuisement de la rate. Attention ! Nous ne disons point que toutes les maladies sont créées par le plexus !

Cet état du système immunitaire provient également d'un épuisement des surrénales, lié à la perte de pouvoir que vit le hara faible (un plexus faible peut entraîner un hara faible ou son contraire). Le système immunitaire est relié aux chakras plus affinés (le hara, le plexus et le cœur). Nous y reviendrons lors de l'enseignement sur le chakra du cœur.

Le plexus est déjà un chakra plus raffiné dans l'expression de la vie. Nous vous informons que les émotions sont l'expression d'une évolution dans le développement de la conscience de la race humaine. Par le fait même, le plexus s'approche du cœur et le cœur s'approche des chakras supérieurs ; ainsi, le plexus amène une complémentarité aux chakras reliés à la Terre. Ne tentez point de nier qui vous êtes. Dans le plexus, il y a un mouvement ; ne niez point ce mouvement. Nous le répétons, nier ce mouvement, c'est nier la vie.

Maintenant, imaginez que vous vous retrouvez devant un être dont le plexus est distorsionné ; soudainement, vous avez mal. Pourquoi ? Inconsciemment ou consciemment, l'autre vous projette ses émotions à travers son plexus. Ceci peut se vivre par la gorge aussi. Et soudainement, vous écoutez le discours de l'autre et vous vous dites : « Qu'est-ce que cet être tente vraiment de me dire ? », car les mots ne transportent point l'émotion. Toutefois, la vibration transporte l'émotion du plexus. Ainsi, les plexus distorsionnés se projettent vers l'extérieur. Le plexus communique, telle est sa fonction. Il est un récepteur et un transmetteur. Ainsi, cet être vous dit : « Je t'aime » et vous entendez : « Je te haïs ». Vous secouez les oreilles et vous pincez votre cœur. « Est-ce que j'hallucine ? ». Vous demandez : « Est-ce que tu m'aimes vraiment ? ». Et l'autre vous dit : « Certes, certes, je t'aime ! », et encore, vous entendez : « Je te haïs ! », car du plexus vous recevez la haine. Ainsi, vous n'hallucinez point, car la parole n'est point d'or même si elle tente d'être d'or. Attention ! Nous ne disons point que l'autre est coupable ou méchant ; souvent, il ignore qu'il est esclave de ses propres émotions !

• **États d'âme**

Nous aimerions poursuivre cet enseignement en vous donnant certains exemples et en vous aidant à préciser l'état émotionnel qui est en vous. Vous connaissez cet état appelé

« l'état d'âme » qui fait vibrer fortement votre plexus, qui crée son débordement, qui crée son affaissement.

Êtes-vous capable de reconnaître l'émotion lorsque vous la vivez? Ou expérimentez-vous un état de vague à l'âme créant un état de confusion? Vous vivez cet état et ne savez point identifier l'émotion qui nourrit cet état. Maints d'entre vous ne différenciez point un état et la pure émotion qui est le pur mouvement.

Quelle est la source première de l'émotion? La blessure. Nous vous avons suggéré de contempler quelles sont les émotions véhiculées par la planète Terre et vous avez certainement nommé la colère, n'est-ce point? La colère qui domine, la colère qui éteint, la colère et la rage profonde de la fausse soumission, la colère et la rage profonde de la révolte et ainsi de suite. Toutefois, savez-vous que la colère n'est point une émotion primaire? Elle est beaucoup plus que cela.

La colère est un réflexe conditionné de défense face à une blessure très profonde.

Beaucoup d'entre vous sont dans le cercle vicieux de la colère et ils y sont profondément attachés. Vous évitez inconsciemment et consciemment de rencontrer ce qu'il y a sous votre colère telle une réelle tristesse associée à une réelle blessure. Cette blessure provient du cœur. Cette blessure provient de l'expérience du non-amour. Cette blessure provient de l'expérience de l'amour conditionnel qui blesse et qui détruit. Les humains ont peur de la douleur, peur de rencontrer la douleur, et ceci est typique de la troisième dimension. Lorsqu'il y a douleur, vous fuyez immédiatement dans le réflexe conditionné de la colère. Lorsqu'elle devient profonde, lorsqu'elle est nourrie par maints systèmes de croyances, la colère crée, par exemple, la tristesse. Vous êtes triste d'être en colère, la tristesse cachant la colère, la colère cachant la réelle tristesse. Lorsque ces émotions ne sont point reconnues, ceci crée la peur, car il existe en vous un volcan émotionnel dont vous êtes presque conscient. Pour certains d'entre vous, ce volcan crée la peur. Cette peur crée l'angoisse. Toutefois, ce n'est point la peur qui crée l'angoisse, mais bien l'accumulation. Cette accumulation devient un état d'âme.

Croyez-vous que l'angoisse est une émotion ?

L'angoisse est le résultat d'une confusion émotionnelle. L'angoisse est l'accumulation, la surcharge de différentes émotions. Cette surcharge crée un état de confusion qui cause l'angoisse. Sous l'état de l'angoisse se cache la peur. Sous la peur se cache la colère profonde qui n'est point éloignée de la rage. Et sous la colère profonde se cache la réelle émotion.

Les couches, les couches et les couches d'émotions accumulées créent des spasmes, créent le spasme de l'angoisse. L'angoisse tue, car l'angoisse nourrit la peur de la peur, n'est-ce point ? La peur de la peur crée encore plus d'angoisse et l'angoisse crée l'angoisse. Ceci est un cercle vicieux. Toutefois, l'angoisse n'est point une émotion. L'angoisse est un état. La peur n'est point une émotion. La peur est un état, la conséquence d'une confusion émotionnelle. Si vous grattez la peur, vous allez découvrir la rage.

L'humain a peur de la vie. Tout ceci entraîne une perte d'énergie vitale et des déséquilibres hormonaux. Vous vivez la conséquence des accumulations sous forme d'une montagne d'états émotionnels.

HARMONISATION

Vous pouvez tenter de croire que vous êtes au-dessus de vos émotions. Permettez-nous de sourire, car vous êtes vivant, vous êtes vivant ! Même le maître spirituel connaît fort bien les émotions, car il reconnaît la vie. Et le maître spirituel peut se mettre en colère si cela est nécessaire pour le disciple. Et comment le maître peut-il se mettre en colère ? Comment peut-il utiliser la colère ? Il connaît la colère et il n'est point surpris par la colère. Il la connaît. Il connaît la tristesse. Il connaît la déception. Il connaît toutes les émotions, car pour s'élever vibratoirement de dimension en dimension, il a accueilli ses émotions et il les a transcendées. Vous êtes profondément spirituel; dans le mouvement de la vie en vous existe le monde émotionnel qui crée le chakra du plexus. Et ce monde émotionnel a une place en vous.

Le plexus, ce centre d'énergie vitale, est un chakra encore plus affiné que les deux précédents. Ceci n'est point un jugement. Nous vous parlons de l'élévation des chakras; le plexus est une porte ouverte de communication avec les mondes intérieur et extérieur. Le plexus affine l'action. Le plexus relativise l'action du hara. Le plexus exprime l'action dans sa communication.

• **La piste des émotions**

Si le plexus est amour, la réceptivité à l'autre sera inconditionnelle. Lorsque les émotions vivent leur temps, elles sont tels des soleils, car elles sont l'expression de votre incarnation. Le plexus est directement relié à la gorge comme chakra d'expression. Ainsi, le plexus est aussi le siège de la communication. Ce soleil irradiant, vous pouvez choisir de l'offrir au monde environnant et irradier la sérénité, la calme, l'amour.

Comment développer une santé émotionnelle? Tout simplement en aimant vos émotions, en ne les jugeant point, en respectant la nature de vos émotions. Vos émotions sont naturelles. Elles appartiennent au monde de la troisième dimension dans laquelle repose la planète Terre en ce moment. Elles appartiennent aussi à la quatrième et la cinquième dimensions. Toutefois, dans la quatrième et la cinquième dimensions, l'être transcende aisément ses émotions. Il n'a plus besoin de les projeter sur les autres ou de les projeter en lui-même pour se détruire, pour attirer l'amour ou pour sauver (en prenant l'émotion de l'autre sur lui-même).

Vous pouvez vivre l'émotion directement sur place en la reconnaissant, en la laissant circuler et en ne lui donnant point une charge. Ainsi, la colère passe. Le système hormonal décharge l'adrénaline. Si la colère est plus forte, en terme de mouvement d'expression, il se peut que vous ayez envie de frapper, car l'adrénaline a créé cette expression du mouvement de la vie jusque dans les doigts. Toutefois, vous pouvez ressentir ce geste sans le vivre, car vous êtes un être conscient. Et vous pouvez vivre ce geste sans frapper l'autre. Vous pouvez frapper la matière qui est aussi la vie. Vous pouvez toutefois diriger vers le sol l'énergie émanant dans les membres. Vous pouvez diriger la tristesse vers le sol. Et vous pouvez diriger la joie vers le sol et ainsi enraciner votre joie. Vous pouvez aussi diriger la déception vers le sol. Ceci n'est point l'écoulement du plexus, ceci est l'intention suivant l'émotion.

Lorsque l'émotion a circulé, vous la laissez pénétrer dans la conscience. Et si cette émotion vous questionne, vous pouvez suivre son mouvement. Non point pour la juger, mais pour connaître quelle est la source de cette colère qui est venue si soudainement, quelle est la source de cette tristesse, et attendre la réponse. Dans ce mouvement, le plexus ne se charge point, le plexus maintient sa respiration, la respiration de la vie. Il se maintient aéré.

Toutefois, chez certains, ce n'est point l'émotion qui fait peur, mais bien ce que l'émotion sous-tend, ce que l'émotion soulève. Car, si vous suivez la piste de l'émotion, elle vous amène à sa source ; elle vous amène à la douleur primale. Il se peut que le 24 juin 1957, vous ayez réellement souffert et que depuis ce temps, vous vous soyez dit : «Non point, ceci n'est point pour moi» ou «Ceci est terminé, je choisis de vivre la joie». Certes, vous pouvez dire : «Je choisis la joie». Vous avez la divinité et la capacité divine de dire : «Je choisis la joie». Toutefois, choisir la joie ne veut point dire nier ce qui n'est point joie et ne veut point dire ne pas pouvoir suivre la piste des émotions.

Imaginez que la colère vous entraîne dans un souvenir de rejet ou dans un sentiment de rejet. Guidé par un maître, vous suivez la piste de la colère et vous prenez conscience de cet événement. Quelle grâce! Vous venez d'identifier une expérience de douleur que vous pouvez guérir (*claquement de doigts*) ainsi.

Toutefois, si vous refusez la colère ou si vous la vivez pendant trente-six heures seulement et qu'ensuite vous vous dites: «C'est terminé!», vous n'avez alors point suivi la piste de cette colère, car vous êtes resté pris par elle. Attention! Si vous n'avez point la simplicité de suivre la piste de vos émotions, soyez sans crainte, vous aurez le choix de revenir pour les revivre à nouveau jusqu'au moment où vous les transcenderez et les guérirez. N'est-ce point merveilleux?

Pour guérir, reconnaissez ce qui est, sans charge, reconnaissez l'expérience ou le souvenir de l'expérience qui a créé la blessure et le non-amour. Cessez de nier ce que vous pouvez guérir par l'amour. Accueillez. En suivant la piste de vos émotions, vous pouvez tout guérir. N'est-ce point merveilleux? C'est pourquoi vos émotions sont d'or.

• **Les expériences**

Mais encore faut-il comprendre ce que signifie «reconnaître l'expérience». Nous vous donnons un exemple. Hier, X s'est foulée une cheville, en Crête: expérience. Cette expérience entraîne une émotion: mouvement de la vie. De plus, X reconnaît qu'en Égypte, elle s'était aussi foulée une cheville. Deuxième foulure de cheville en une année et quelques mois. X reconnaît aussi que quand elle était jeune, elle se foulait constamment la cheville droite. N'est-ce point merveilleux? En Égypte et en Crête, ce fut la cheville gauche. Elle reconnaît l'expérience, elle reconnaît l'émotion, elle reconnaît qu'il y a une vibration karmique, elle reconnaît que cette vibration est associée à la petite enfance, elle reconnaît... et par le fait même, elle permet le mouvement de la vie, car elle reconnaît. Elle remercie, elle accueille et la vie continue d'évoluer, la vie ne s'est point arrêtée. Certes, il y a douleur. Elle reconnaît la douleur. Elle reconnaît l'expérience.

Chaque expérience que vous vivez entraîne une réaction appelée émotion (en anglais : *in motion*), en mouvement. Est-ce que vous croyez que vous êtes neutre ? Ainsi, comment cela se fait-il que vous cristallisez certaines expériences dans l'émotion, dites-nous ? Se pourrait-il que ces expériences soulèvent une mémoire vivante en vous ? Ainsi, dès l'enseignement sur le chakra de la base, X a questionné : « Comment l'énergie karmique peut-elle exister dans ce chakra ? ».

L'énergie karmique existe dans tous les chakras, car vous avez connu d'autres corps que celui que vous habitez en ce moment, vous avez vécu d'autres vies que celle-ci. Tout ceci est contenu dans votre corps astral et dans ce que votre âme a épousé dans votre incarnation : son manteau karmique. Cette énergie karmique pénètre votre vie présente. Vous avez choisi, en tant qu'âme, de venir retrouver d'autres âmes, tels vos parents, vos frères et sœurs, vos sœurs et frères de lumière, vos conjoints, vos conjointes. Vous avez choisi de retrouver ces âmes, vous avez choisi de retrouver des expériences et même des maladies pour les transmuter, pour les transcender et utiliser l'énergie de l'amour pour guérir votre karma. Vous avez la possibilité de vous libérer totalement de toutes ces charges karmique dans cette nouvelle existence.

Dans le chakra du plexus, il existe des cellules physiques, éthériques, émotionnelles, mentales et astrales. Ces cellules sont des cellules vivantes qui portent l'énergie de la vie, la Divinité. Elles portent aussi l'énergie karmique et l'ADN. Ainsi, votre corps porte l'hérédité, votre plexus porte l'hérédité de votre famille terrestre. Contemplez le plexus de votre mère, contemplez le plexus de votre frère, contemplez le plexus de votre père, contemplez les plexus de la famille. Dès la toute petite enfance, on vous a éduqué à travers le plexus de maman, le plexus de papa et le plexus de grand-papa et de grand-maman. Nous vous disons : «Reprenez votre plexus, car votre plexus existe au-delà de l'hérédité, il existe au-delà du karma, car vous êtes aussi venu retrouver votre plexus karmique, celui que vous avez connu dans telle et telle vie. Vous êtes venu le retrouver pour le transmuter et le guérir.»

Certains nous ont demandé s'il était nécessaire d'aller contacter la souffrance originelle pour pouvoir guérir. Et nous avons répondu : «Lorsque vous suivez la piste de l'émotion, vous y serez amené». Lorsque vous contactez cette souffrance et que vous rencontrez la peur de la douleur, dès que vous contactez la douleur, amenez-y l'amour. Dès que vous contactez l'émotion, suivez la piste de l'émotion en toute humilité dans l'amour, l'amour de vous-même, l'amour de votre choix d'incarnation. Vous n'êtes point une victime. Suivez la piste dans l'ouverture du cœur.

Nous vous invitons à la pure vigilance. Dans votre quotidien, soyez vigilant à propos de vos émotions, soyez vigilant, car vos émotions sont la vie. Laissez-les s'exprimer sans les projeter, car la fonction du plexus est la communication dans l'amour.

• **Le réflexe de défense**

Nous avons questionné certains d'entre vous sur la façon dont vous vous défendez:

Nous avons questionné Y:

A- Quels sont vos réflexes de défense face à vos émotions?

Y- Ne pas les regarder... les ignorer.

A- Et comment faites-vous pour les ignorer? Dans quelle poubelle les jetez-vous?

Y- Je me ferme le cœur.

A- Et ainsi vous maintenez votre cœur fermé. Et ceci vous évite de rencontrer votre douleur.

À X, nous avons demandé :

A- Quel est votre réflexe de défense ?

X- J'en ai un nouveau, maintenant. Depuis que j'ai appris la transcendance, j'essaie de me servir de ça. J'ai un réflexe de défense sur lequel je travaille ; c'est une forme de non-accueil que j'essaie de déguiser. Ça devient presque une fuite.

A- Et où jetez-vous vos émotions ? Quel est votre réflexe de défense si la transcendance ne fonctionne point ?

X- Ce serait une demi-fermeture du cœur, en même temps qu'un abandon face au pouvoir. Je fuis sur les deux côtés à la fois.

A- Ainsi, le réflexe est la fermeture du cœur et la perte dans l'énergie du hara.

Nous avons demandé à D :

A- Quel est votre réflexe de défense ?

D- Je ferme mon plexus et j'agis, je fais tout ce qui me passe par la tête.

A- Cette action est-elle juste, selon votre perception ?

D- Elle est pour m'occuper !

A- Ainsi, le hara réagit dans une action non juste.

Comme vous pouvez en être tous témoins, la réaction se fait dans les chakras adjacents. Avez-vous compris pourquoi le plexus est localisé dans cet espace rétréci ? Nous vous posons la question. Quelle est la réponse ?

Le plexus ne peut rien garder. Il n'y a pas d'espace pour maintenir les émotions, il faut qu'il les envoie ailleurs. Le plexus est situé entre deux lacs d'énergie fort importants, d'où la nécessité que le plexus soit sain pour permettre une libre circulation de l'énergie d'amour et de l'énergie du pouvoir créant l'action juste. C'est pourquoi il est urgent que vous osiez accueillir vos émotions dans l'action de la transcendance. Si vous les transcendez, c'est que vous les reconnaissez, n'est-ce point? Transcender vos émotions ne se fait point qu'à partir du plexus. Souvenez-vous que vous utilisez tous les chakras comme des usines de l'énergie d'amour. En agissant ainsi, vous leur demandez de s'assouplir; n'est-ce point merveilleux?

Vous pouvez alors décider d'enraciner vos émotions en les aimant encore davantage, en rendant grâce à votre plexus qui vous invite ainsi à solidifier votre hara et votre base, et à nouveau tout sera possible.

• **Les vibrations**

Actuellement, sur la planète Terre, les vibrations s'accélèrent et cette accélération est créée par le vortex de la fin de siècle. Votre âme a choisi de vivre cette expérience. Par le fait même, il est important que vous maîtrisiez vos émotions. Car lorsque vous vivez la joie, la joie est nettement augmentée. Lorsque vous vivez la colère, la colère est nettement augmentée. Lorsque vous vivez la tristesse, il en est de même; il en est de même pour toutes les émotions. Les émotions et leur expression deviendront de plus en plus aiguës dans l'énergie du vortex de la fin du siècle et du début du millénaire.

Il est important que vous deveniez conscient que vous êtes maître de vos émotions et que les émotions ne sont point maîtres de vous. Maints d'entre vous laissez vos émotions diriger votre vie. Vous êtes tels des drogués affectifs, des drogués émotionnels, car l'émotion devient une drogue; n'est-ce point merveilleux? L'être qui aime ses émotions se nourrit à ses émotions; il possède une identité à travers l'émotion, il laisse l'émotion diriger sa vie, il laisse son plexus diriger tous les autres chakras. Vous n'avez qu'à contempler la vie des êtres qui ont choisi de retrouver, dans cette incarnation, l'émotion comme drogue de leur existence et vous constaterez rapidement qu'ils ont aussi choisi d'autres drogues en association avec l'émotion. Souvent, une drogue ne suffit plus. Alors, ils vont chercher d'autres drogues extérieures, tels l'alcool, les médicaments, etc. Vous connaissez ces drogues; elles sont présentes dans votre société. Ces êtres utilisent des drogues, non point pour évoluer, non point pour guérir, mais bien dans le but de camoufler la douleur aiguë du plexus. Ainsi, ces autres drogues deviennent les maîtres de leur vie. L'être est confus et son âme devient errante. Si vous êtes le type de personne que nous venons de décrire et que vous vivez ainsi dans la troisième dimension, puisque vous êtes errant, vous pouvez aisément être happé par des dimensions dont les vibrations sont plus denses. Vous êtes déraciné, car coupé de vos propres émotions, coupé de la vie, coupé de la Terre et de votre âme.

Reconnaissez qu'il est urgent que vous retrouviez le pouvoir de votre vie. Vous pouvez vous aider en comprenant quel est le sens réel de vos émotions. Le sens réel est que vous pouvez maîtriser l'émotion en reconnaissant la place qu'elle a, sans l'identifier à la charge vibratoire qu'elle porte, c'est-à-dire sans la charger vibratoirement, sans la juger.

EXPLORATION ET PRATIQUE

En cette journée, seul ou avec d'autres, contemplez l'état de votre plexus, l'état de votre plexus dans l'évolution de votre vie. Et pendant tout ce temps d'échange, soyez très vigilant face à la mouvance de l'énergie dans votre propre plexus. Y a-t-il des crampes? Y a-t-il des hoquets suivis de bâillements? Qu'est-ce qui cause ces hoquets? La réponse populaire est: le diaphragme qui se contracte. Mais quelle est la relation de ce diaphragme contracté avec le plexus?

Êtes-vous dans l'expérience pure ou dans la conclusion de l'expérience ? Êtes-vous dans la croyance que vous avez bâtie d'une expérience à l'autre ? Êtes-vous dans la forme pensée qui bloque l'émotion et qui entrave le mouvement de la vie ? Êtes-vous dans le jugement de votre émotion ?

Votre plexus aime-t-il projeter ses émotions aux autres en leur demandant : « Prends-les en charge s'il te plaît. » ? De même, vous pouvez ainsi projeter la joie, conditionnelle toutefois. Vous projetez la joie et vous attendez. Votre joie va-t-elle se communiquer à l'autre ? L'autre maintient son visage rigide. Vous perdez la joie. Joie conditionnelle projetée.

Que faites-vous pour maintenir une émotion en état de stagnation ?

Quelles sont les émotions que vous maintenez stagnantes ? Vous les connaissez, ne nous dites point que vous ne les connaissez point puisqu'elles reviennent et reviennent et reviennent constamment dans votre vie.

Quel est le lien entre votre plexus et votre cœur ? Entre votre plexus et votre hara ?

Quelles sont les émotions que vous projetez ? Êtes-vous autonome dans votre plexus ? Vivez-vous l'émotion lorsqu'elle circule ? Reconnaissez-vous sa source ? Reconnaissez-vous son intention ?

Saisissez-vous quelle est la fonction du plexus ? Le plexus est la communication autonome, inconditionnelle : le soleil irradiant inconditionnel, l'émotion inconditionnelle. Dans le chakra du plexus, vous êtes en présence de la vibration, de la communication intérieure et de la communication extérieure. Le chakra du plexus est le chakra de l'empathie ; le cœur et la gorge le sont aussi. Le centre du plexus est le chakra de la communion avec l'autre et avec l'univers entier, le chakra de la communication.

Vous qui portez ce chakra, nous vous invitons à développer l'authenticité de votre plexus en reconnaissant les émotions qui y logent, en reconnaissant s'il y a cristallisation et en demandant en vous-même la guérison de ces émotions et, par le fait même, la guérison des expériences, des formes pensées et des conclusions qui ont entraîné l'accumulation. Reconnaissez également les conditionnements que vous avez reçus, l'hérédité et le choix karmique. Pour ce faire, nous vous invitons à contempler vos conditionnements émotionnels.

Vous avez tous subi un conditionnement émotionnel et c'est ce que nous allons vous demander de contempler en cette journée. Nous vous demandons de retourner dans votre passé et d'explorer non seulement votre plexus, mais bien le plexus de votre famille, selon votre propre lecture, de vraiment identifier quel est le conditionnement émotionnel qui était permis dans votre famille et le conditionnement émotionnel qui n'était point permis. Comment avez-vous géré cette non-permission et cette permission ?

Ainsi, en cette journée, nous vous suggérons de vous amuser grandement. Nous vous suggérons de vivre cet exercice, car nous tentons de vous guider vers vos émotions premières.

Premier niveau : Qui êtes-vous ?

- Comment la vie s'exprime-t-elle en vous ?
- Quelles sont vos tendances d'expression émotionnelle ?
- Êtes-vous « soupe au lait » ? Est-ce vraiment votre nature ou est-ce un conditionnement ?
- Est-ce une attitude apprise ? Est-ce un réflexe ?
- Quel est l'état de santé de votre plexus ?
- Quelles sont les émotions en vous que vous n'arrivez point à harmoniser et que vous aimeriez harmoniser ? Connaissez-vous la source de ces émotions ?

- Connaissez-vous l'expérience qui, encore aujourd'hui dans votre quotidien, soulève la vague émotionnelle que vous jugez ? Car n'oubliez point que le plexus est localisé entre le centre de l'action et le centre de l'amour. Là existe le soleil ardent, le feu sacré du plexus, l'énergie spirituelle qui est appelée énergie émotionnelle.

Second niveau : le conditionnement familial.

- Quelle est l'identité émotionnelle de votre famille ?
- Qu'est-ce qui était permis de vivre et de ne point vivre ?
- Dans votre vie, qu'avez-vous vécu jusqu'à maintenant comme émotion ?
- Quelles sont les émotions qui mènent votre existence ?
- Êtes-vous constamment mené par la tristesse ?
- Êtes-vous constamment mené par la colère, par le sentiment que vous devez toujours vous défendre ?
- Quel était le plexus de votre mère ? De votre famille ?

Cette dernière question est fort simple. Nous allons la traduire. Comment votre mère (ou le substitut maternel) était-elle en relation avec ses émotions ? Quel était le plexus de votre père ou du substitut paternel ? Avec quel plexus avez-vous été élevé ? Est-ce que vous nous suivez ? Quel était le plexus de vos frères et sœurs ? Comment se vivait, dans votre famille, l'énergie du plexus, l'énergie des émotions ? Ces questions vous amènent à contempler comment vous avez été conditionné dans l'énergie de vos émotions, et par le fait même, dans votre relation à travers ce soleil, avec vous-même et avec les autres, à travers l'énergie émotionnelle et l'identité de votre âme.

Troisième niveau : le plexus karmique.

- Êtes-vous conscient de votre plexus karmique personnel ?
- Êtes-vous conscient de votre plexus karmique familial ?

- Êtes-vous conscient que vous traînez une tristesse qui vient de maintes vies ou une colère qui vient de 3500 vies? Cela est possible si votre âme a beaucoup voyagé sur la planète Terre.
- Êtes-vous conscient de la charge karmique émotionnelle que vous portez dans votre plexus? Comment se place-t-elle dans votre plexus? Cela ressemble-t-il à une boule nouée, à une angoisse, à un vide, à une forteresse, à une épée, à un torrent de larmes? Certes, le plexus peut s'épancher dans les larmes. Tout est possible dans tous les chakras.
- À quoi ressemble votre plexus karmique? Pouvez-vous le dessiner? Vous allez ainsi contempler votre plexus personnel, votre plexus héréditaire associé à votre famille terrestre et votre plexus karmique. Contemplez les trois.

Nous vous invitons à vous recentrer dans votre plexus pendant quelques secondes et à prendre conscience que votre plexus est habité du plexus de vos parents, du plexus héréditaire de votre famille terrestre, et aussi du plexus karmique de votre famille et de votre plexus karmique personnel.

Et en cette journée, nous vous invitons à retrouver votre propre plexus, le plexus qui exprimera tout simplement votre réelle identité, l'identité de votre âme.

• Hygiène de tous vos chakras

Certes, il est important de maintenir quotidiennement une hygiène de tous vos chakras, une discipline dans l'évolution de votre Essence sur la planète Terre.

Vous choisissez de vous occuper de votre corps, n'est-ce pas? De laver votre corps quotidiennement? Et il se peut que parfois vous laviez aussi vos cheveux, n'est-ce point?

Nous vous invitons aussi à prendre soin de vos chakras, quotidiennement ou aux deux jours ou aux trois jours si vous êtes légèrement paresseux. Nous vous invitons à maintenir constamment une conscience de tous vos centres d'énergie. À travers nos enseignements, nous vous avons transmis des outils pour maintenir l'équilibre de vos chakras. Nettoyez et harmonisez régulièrement vos centres d'énergie. Développez la discipline et la maîtrise de vos chakras. Vivez ce rendez-vous avec vous-même.

MÉDITATION

Pour cette méditation, il est fort important que vous ressentiez vos racines, que vous ressentiez votre pouvoir intérieur, le soleil levant de votre hara. Nous allons vous demander de vous concentrer sur le soleil du midi de votre plexus, le soleil dans toute sa puissance. Lorsque ce soleil irradie dans toute sa puissance, il consume la charge émotionnelle, non point les émotions elles-mêmes, mais bien le surplus que vous pourriez donner à vos émotions. C'est pourquoi ce soleil du plexus est guérisseur, guérissant. Il nettoie le trop-plein du chakra. Il maintient une radiation. Il maintient un équilibre. Il maintient une respiration.

Maintenant, centrez-vous sur le soleil du plexus. Laissez ce soleil respirer. Avec vos yeux intérieurs, les yeux de votre conscience, les yeux de votre cœur, allez lire votre plexus en ce moment. Ne jugez point. Et tout doucement, à votre rythme, intensifiez la vibration du soleil, du plexus solaire. Maintenez votre respiration dans le soleil levant et laissez le soleil du midi s'intensifier, irradier. Décristalisez les charges émotionnelles, consumez-les. Et maintenant, avec le chakra de votre main, peu importe laquelle, allez visiter le chakra solaire. Contemplez la capacité de communication de votre soleil. Toujours avec cette main, allez contempler le soleil levant de votre hara. Poursuivez et allez contempler la source de vie de la base.

En cette journée d'amour et de lumière, maintenez la conscience de ces trois chakras. Maintenez une présence dans ces trois chakras. Maintenez une force dans ces trois chakras. En échangeant avec les êtres autour de vous, prenez conscience s'il y a encore en vous des croyances limitant l'expression, le mouvement de vos émotions. Y a-t-il stagnation émotionnelle en vous? Y a-t-il distorsion dans le plexus? Y a-t-il vide du plexus ou trop grande charge du plexus? Le soleil est-il éteint? Le soleil est-il radieux? Comment circule la vie en ce lieu, en vous? Le plexus étant une porte de communication, comment se fait cette communication? Comment se vit-elle? Le plexus reçoit-il l'épanchement du cœur, le trop-plein du cœur? Le soleil de votre plexus est-il assez puissant pour consumer l'épanchement du cœur ou votre plexus s'effondre-t-il sous la charge provenant du chakra adjacent? Précédemment, nous vous avons transmis et aider à expérimenter, à lire et même à comprendre le lien entre le hara et le cœur. Le plexus est sur le chemin du hara vers le cœur ou du cœur vers le hara. À la lumière de ce que nous vous avons transmis, comment est votre plexus sur ce chemin? Prenez-en conscience, vivez la transparence.

Méditez sur le fait que le plexus est situé en ce lieu et non point dans le crâne et non point à la base et non point dans le ventre. Nous allons vous demander de tenter de saisir ce mystère de la nature. Le plexus est localisé entre deux réceptacles, entre deux cœurs. Et dans le plus profond de vous-même, vous désirez que ces cœurs respirent, n'est-ce point? Comment ces cœurs peuvent-ils respirer si le passage entre les deux est bloqué? N'est-ce point merveilleux que le plexus soit le siège de vos émotions? Et que les émotions soient l'expression de la vie? Avez-vous peur de la vie, cher maître? Avez-vous peur de vos émotions? Quels sont les conditionnements que vous avez choisi d'associer à votre monde émotionnel pour connaître cette incarnation? Nous répétons cette question, car nous vous demandons de méditer sur cela. Quels sont les conditionnements que vous avez choisi de retrouver dans cette incarnation associés au monde des émotions? Ces conditionnements vous servent. Comment vous servent-ils? Assurent-ils la santé du plexus? Avez-vous peur de vos émotions? Est-ce possible pour vous de reconnaître que l'émotion est l'expression de la vie? Combien de temps pouvez-vous tolérer une émotion en vous sans la juger? Combien de temps, de secondes, de minutes? Avez-vous peur de la vie?

Nous vous remercions. Que la Source vous accompagne dans cette journée d'amour et de lumière. Vivez ce questionnement, vivez l'expérience et les connaissances reçues. Nous vous enseignerons la maîtrise de votre plexus.

Chapitre 6

Le chakra du cœur

PRÉSENTATION

Au plus profond du chakra du cœur est logé un réceptacle, un puits d'amour. Tout comme le chakra de la base, qui porte l'énergie sexuelle, l'énergie de vie, l'énergie spirituelle, tout comme le hara, qui porte naturellement l'énergie de l'action juste, tout comme le plexus, qui porte le soleil du midi, le cœur porte naturellement l'amour inconditionnel.

L'énergie qui siège dans le chakra du cœur est la joie pure, l'amour, la vie. Le chakra du cœur repose dans un vaste réceptacle qui contient trois cœurs fort importants. Le cœur physique, certes, avec ses portes, ses antichambres, ses chambres et son puits d'amour. Le cœur karmique, géré par le thymus. Ce cœur karmique contient les liens karmiques du cœur en relation avec les vies que vous avez choisi de retrouver dans cette incarnation. Le troisième cœur est le cœur spirituel. Le cœur spirituel est un nouveau chakra en développement chez la majorité des humains. Il est de plus en plus présent chez les êtres qui poursuivent une voie d'évolution dans le détachement pour atteindre la quatrième ou la cinquième dimension. Ainsi, plus vous vous élevez dans les plans vibratoires de conscience, plus vous quittez les dimensions où siège l'attraction terrestre (la lourdeur terrestre), plus le cœur spirituel prend place et s'harmonise avec les autres cœurs (physique et karmique). Toutefois, pour ce faire, votre cœur karmique doit avoir libéré ses propres mémoires.

Le cœur karmique contient la mémoire de la blessure de votre incarnation. Cette blessure est ce que votre âme est venue retrouver à travers son expérience de la famille terrestre: l'abandon, le rejet, la non-reconnaissance, etc. pour les transmuter. Ce cœur est aussi directement relié à votre karma, c'est-à-dire à la somme d'expériences de vos vies sur Terre. Le cœur karmique contient l'empreinte, cette mémoire, cette charge que vous avez manifestée de vie en vie en relation avec l'amour.

Le cœur karmique est logé directement dans votre thymus. Physiquement, il est en relation avec cette glande; énergétiquement, il est en relation avec la blessure karmique de votre âme. Ainsi, il est bon que le cœur karmique soit nettoyé pour permettre une libération de ses mémoires, beaucoup plus profondes et beaucoup plus cristallisées que celles logées dans votre cœur physique. Le cœur physique transporte les mémoires douloureuses d'amour reliées à la vie que vous vivez présentement, à l'opposé du cœur karmique qui porte la mémoire de votre blessure fondamentale d'amour de toutes vos vies sur Terre. Toutefois, maints humains n'ont point conscience du cœur karmique, ils n'ont point nécessairement conscience de la douleur ou de la non-douleur, de la cristallisation ou de la non-cristallisation qui y sont localisées. Ceci demande une très grande perception des plans vibratoires pour établir le contact avec ce centre.

Le thymus est le cœur qui a choisi d'accepter la vibration de votre karma. Le thymus est cette glande, non seulement terrestre, mais aussi vibratoire, qui aide le tout-petit jusqu'à la période de l'adolescence à bâtir ses systèmes, à bâtir ses corps, à bâtir sa force de lumière. Lorsque ceci est vraiment fait dans un système idéal de croissance sur Terre, l'adolescent est capable spirituellement de rencontrer sa douleur. Lorsque ceci a été omis, le thymus reste dans une surcharge, car il transporte encore la douleur karmique, la douleur de votre incarnation. La surcharge du thymus ou du cœur karmique entrave la fluidité de la croix intérieure, dont la rencontre se fait à ce niveau dans le corps, et bloque la fusion entre les plans célestes et les plans terrestres

Le réceptacle du cœur contient ces trois cœurs. Il est vaste. Il contient l'énergie d'amour directement reliée à la vie des poumons et à l'organe du cœur physique. Les poumons sont l'expression de «Je veux prendre la vie. Je veux recevoir la vie. J'aime la vie. Je mérite la vie. Je mérite d'exister.». Il n'y a point de hasard dans le fait que les poumons soient logés dans le réceptacle du cœur, logés entre la gorge, le passage étroit, et le lac d'énergie du cœur. Les poumons respirent la vie, ils respirent l'amour. «J'ai le droit de m'aimer. Je m'aime. Je prends la vie.»

Le chakra du cœur fait le lien entre les plans célestes et les plans terrestres. Il fait le lien entre les chakras supérieurs qui se nourrissent des énergies des plans supérieurs de conscience, de la nourriture céleste, et les chakras terrestres qui se nourrissent des énergies des plans inférieurs de conscience, de la nourriture terrestre. Vous êtes relié à la planète Terre puisque vous habitez la Terre. L'énergie des chakras inférieurs est divine, ne la distorsionnez point. Reconnaissez la divinité de chacun des mouvements d'énergie en vous et transcendez-les. Élevez-les dans le cœur. Spiritualiser la matière (chakra de la base) se fait à travers l'énergie de l'amour. Choisir d'agir dans l'amour (chakra du hara) se fait à travers l'énergie de l'amour. Transcender l'action des chakras se fait en les accueillant et en les reconnaissant à travers l'amour. Ainsi, vous continuez d'élever toutes les vibrations en vous et vous les amenez dans votre cœur. Le cœur est un réceptacle. Il peut vous prendre et continuer de vous élever...

Utilisez l'énergie de l'amour comme puissance de guérison. Utilisez l'énergie de l'amour comme puissance de transcendance. L'amour élève. L'amour vous rapproche du Dieu
qui vous habite.

LOCALISATION

Ce chakra est localisé entre la gorge et le plexus, entre
deux chakras qui sont logés dans un resserrement ou un
étranglement de votre enveloppe physique. Par contre, le
chakra du cœur est un réceptacle reposant dans ce lieu de
votre corps qui est fort vaste puisqu'il peut contenir trois
cœurs.

Toutefois, comprenez-vous que pour que les chakras
supérieurs (gorge, conscience, couronne) soient bien harmonisés, il faut que le cœur respire l'amour ? Pour que la gorge
exprime la parole d'or, elle ne peut point être séparée de l'é-
nergie du cœur. Pour que la conscience s'unisse à sa divinité, il
faut qu'elle soit unie à l'énergie du cœur. Il en est de même
pour les chakras inférieurs (plexus, hara, base). Pour décristalliser les émotions, pour qu'elles deviennent d'or, il faut que le
plexus soit uni au cœur. Pour que le pouvoir dans le hara
devienne *transpersonnel*, il faut que le hara soit harmonisé avec
le cœur. Pour élever, transcender et spiritualiser l'énergie de la
base, il faut que le chakra de la base soit uni au cœur. Et vous
y êtes.

Ainsi, vous avez trois chakras primaires qui sont en
quelque sorte des cœurs. Vous avez le cœur qui est le cœur,
vous avez le hara que nous définissons comme étant un cœur
terrestre, et vous avez la conscience que nous appelons le
cœur de la divinité. C'est pourquoi le chakra du cœur est à la
croisée des chemins, ce que nous appelons « la croix intérieure ».

- **La croix intérieure**

Le chakra du cœur a pour fonction et localisation « la croix intérieure ». Dans sa vibration, il aide à unir les plans célestes et les plans terrestres. Le chakra du cœur est un chakra humble, souple, aimant, permettant la fusion entre les énergies provenant de la Terre et les énergies provenant du Ciel.

Le chakra du cœur est un filtre d'amour. Il contient en son centre l'amour inconditionnel. Il filtre tout ce qui n'est point aligné à l'essence de votre divinité, tout ce qui n'est point inconditionnel. Le chakra du cœur est capable, à travers ses chambres, ses antichambres, son réceptacle, son puits d'amour, de filtrer et d'élever le non-amour en amour, d'ajuster les vibrations célestes aux vibrations terrestres.

Vous pourriez être le plus grand dictateur, vous pourriez être celui qui a conquis le plus de territoires, si vous n'élevez point votre pouvoir personnel dans l'énergie d'amour du cœur, ce pouvoir ne pourra jamais être *transpersonnel*. Vous pourriez être le plus grand voyant, le plus grand médium, le plus grand prêtre, guidant maints et maints rituels, si vous n'unissez point votre conscience au cœur et ne transformez point le pouvoir personnel de la voyance, le pouvoir personnel du grand prêtre, le pouvoir personnel du médium, en un pouvoir de conscience *transpersonnel*, vous ne servez point l'évolution de votre âme, vous ne servez point l'humanité.

Et si vous tentez de faire descendre les plans célestes sur cette planète, si vous le faites à travers le pouvoir personnel ou à travers la conscience personnelle, vous allez créer une distorsion des plans célestes avec les plans terrestres. C'est pourquoi le seul et unique chemin de l'union et de la fusion du céleste au terrestre, est l'énergie du cœur. Tous les maîtres savent ceci. Telle est l'expérience du maître : l'amour inconditionnel.

Lorsqu'elles s'incarnent sur la planète Terre, les âmes choisissent de rencontrer les blessures pour s'élever à travers la densité terrestre et rejoindre, dans l'incarnation, l'amour qui est là, dans la profondeur de l'Essence de l'âme. Ainsi, l'évolution sur la planète Terre est parsemée d'épreuves qui touchent l'amour, qui touchent la reconnaissance de qui vous êtes, le respect profond de qui vous êtes et le respect des autres. La chaîne d'amour universel en est le lien.

C'est pourquoi ces trois cœurs (hara, cœur et conscience) peuvent être totalement unis dans l'énergie de l'amour. Le chakra du cœur est le centre permettant l'union des plans célestes et des plans terrestres dans l'énergie de la vie, l'énergie de l'action juste, l'énergie de l'enracinement et l'énergie de la conscience divine unifiée à la Terre.

Il vous sera donné de plus en plus, sur votre chemin de la maîtrise de votre vie, de rencontrer des êtres qui ne se nourrissent que des plans supérieurs, disant canaliser l'énergie christique, disant canaliser l'énergie d'amour. Toutefois, ces êtres se promènent sur le plan terrestre, prêchant la parole soi-disant divine, mais leur cœur est fermé. Ils ne sont point capables d'aimer inconditionnellement leur voisin. Ils ne sont point capables d'aimer inconditionnellement la foule se présentant à eux. Ils ne sont point capables de s'aimer inconditionnellement. Ils évitent de rencontrer leur douleur. Ils évitent de rencontrer ce pourquoi ils se sont incarnés. Ces êtres ne s'enracinent que dans les plans célestes, croyant transmettre la parole divine, dénuée d'amour. Ils se nourrissent des capacités psychiques des êtres qui viennent les entendre. Nous élaborerons sur ce phénomène dans le chapitre sur le cœur de la conscience divine (le chakra de la conscience).

Ce que nous tentons de vous dire c'est: n'oubliez point votre cœur. Vous avez reçu maintes initiations, vous avez reçu maints exercices vibratoires, vous avez reçu maints enseignements de nous et de bien d'autres maîtres. Vous pourriez décider de quitter ce lieu en cette journée et croire que ceci est suffisant ; non point. Vous êtes le canal de ces enseignements ; permettez-nous de contempler votre cœur, permettez-nous de vous dire que la seule façon dont ces enseignements pourront atteindre le cœur des autres humains, c'est à travers votre propre cœur.

Depuis des années, maints d'entre vous nous ont questionnés et nous ont dit : «Vous dites que nous sommes Dieu, comment pouvons-nous expérimenter ce Dieu ?». La réponse est fort simple : aimez. Lorsque vous aimez, vous vous fusionnez à la divinité. Lorsque vous utilisez le réceptacle du cœur, ce vaste lac d'énergie contenant les trois cœurs (physique, karmique, spirituel), lorsque vous utilisez la force des cœurs, lorsque vous aimez, vous êtes Dieu. L'énergie de l'amour vous élève. L'énergie de l'amour vous purifie, l'énergie de l'amour vous guérit, elle décristallise. Et l'énergie de l'amour vous unit. Dans l'histoire de cette planète, il est aisé de retrouver maintes anecdotes où l'énergie de l'amour a créé le miracle, où les êtres ont élevé le taux vibratoire par la prière, par la transmission de l'amour, par la transcendance d'un état inférieur de conscience, par la puissance de l'amour et de la prière. Ils ont ainsi aligné cet état avec l'essence de l'être, l'état naturel de l'être, le divin de l'être. Vous avez été témoin, dans l'histoire de la planète, d'humains qui se sont regroupés pour prier ; utilisant la force du groupe, la force de l'amour du groupe, ils ont eu l'impression de manifester des miracles.

Il se peut que vous pensiez qu'il est miraculeux de voir ainsi agir la force de l'amour. Nous vous disons : «Ceci est normal».

La puissance de l'amour est incommensurable. L'amour guérit. Pour les humains qui sont situés dans une dimension basse, être témoins d'une guérison est un miracle, car ils ne croient point à l'amour. Ils n'expérimentent point l'amour.

Toutefois, les êtres qui, en se regroupant, ont prié, ont utilisé la force de l'amour et de la lumière, ont tout simplement manifesté, non point un miracle, mais l'amour par la puissance de leur divinité. L'espace d'un instant, ils ont oublié leur ego, leur personnalité, leur souffrance ; ils se sont élevés par la force de l'amour et ils ont canalisé leur divinité. Ils se sont fusionnés à Dieu et ils l'ont manifesté. Ainsi, vous avez toujours su comment guérir.

Vous avez ce pouvoir. Cette manifestation dont vous avez été témoin dans l'échelle du temps terrestre est tout simplement la capacité de l'amour à spiritualiser la matière, à guérir les cristallisations d'énergie, à élever les cœurs et à manifester l'amour. Le chakra du cœur fait le lien entre la Terre et le Ciel et ce lien n'est point le moindre. Il est le lien qui élève.

Où iriez-vous sans l'énergie du cœur ? Dites-nous ! Quelle serait votre vie de maître sans l'énergie du cœur ? Quelle serait votre vie d'âme incarnée sans l'énergie du cœur ? Quelle serait la planète Terre sans l'énergie du cœur ?

L'amour élève. L'amour n'abaisse point. L'amour vous unit à Dieu. Vous devenez Dieu lorsque vous aimez, vous en faites l'expérience en direct. C'est pourquoi il est si important pour votre planète Terre de purifier l'énergie du cœur et des cœurs, d'assumer l'amour qui siège dans le chakra du cœur et de ne point le laisser dormir. Assumez l'amour est choisir de guérir son cœur pour ainsi éliminer tout ce qui n'est point amour dans l'amour.

• L'amour inconditionnel

Le réceptacle d'amour logé dans le chakra du cœur physique est un lieu puissant de transcendance, car cet amour est inconditionnel. L'amour inconditionnel guérit et transcende tout sur son passage. Ceci est la seule énergie, le seul amour qui existe dans l'univers divin, dans l'univers terrestre qui soutient le divin.

Toutefois, lorsque vous contemplez la planète Terre vivant dans la troisième dimension, lisez-vous l'amour inconditionnel? Non point! Car la race humaine qui, en ce moment habite la planète Terre, ces âmes qui ont choisi de se rencontrer dans l'incarnation, ont profondément peur de la douleur; elles ont peur de recevoir l'initiation du Sacré-Cœur, elles ont peur d'utiliser leur douleur pour s'élever vibratoirement, elles ont peur de la douleur des autres. Elles ne sont point capables de côtoyer la maladie et la souffrance qui existent sur la planète Terre. Vous ne pouvez point vous élever, vous ne pouvez point changer de plan vibratoire si vous n'accueillez point la douleur que transporte la planète Terre, si vous n'accueillez point votre douleur. Cette douleur existe, vous avez choisi de la retrouver non point pour en être victime, non point pour accuser l'autre ni projeter votre haine et votre souffrance et votre rage, non point pour vous nourrir de ressentiment, non point pour fermer votre conscience à Dieu. Vous avez choisi de rencontrer votre douleur et vos blessures pour les élever, les transcender, les offrir à la Source divine et ainsi devenir un réceptacle d'amour inconditionnel. Vous ne pouvez point aimer l'autre sans reconnaître sa douleur.

Nous vous donnons l'exemple du maître qui prêche un système de croyances tout en évitant de regarder son propre système de croyances. La parole ne peut point être d'or si elle ne provient point de l'énergie du cœur.

Êtes-vous prêt à utiliser l'amour inconditionnel logé dans le réceptacle de votre cœur pour transcender vos douleurs, vos blessures? Êtes-vous prêt à guérir ce qui n'est point l'amour, à guérir le non-amour? Nous vous demandons de devenir, à l'instant présent, conscient de l'énergie de votre cœur. L'énergie de l'amour inconditionnel, de l'amour universel et de l'amour *transpersonnel* est l'énergie qui guérit tout ce qui n'est point amour. Vous n'avez qu'à vous abandonner à cette énergie de vie. Lâchez prise et permettez-vous d'aimer. Permettez-vous d'ouvrir votre cœur et contemplez, contemplez... le chakra de votre cœur, contemplez le paysage devant vous. Contemplez tout ce que vous voyez faisant partie de la planète Terre et accueillez. Accueillez les autres dans votre cœur. Permettez-vous de vivre l'expérience christique, et comme le Christ en vous, accueillez la planète Terre.

- **La vibration christique**

Vous portez en vous-même le Christ. Il est urgent que vous vous éveilliez à cette conscience christique non point à l'extérieur de vous, mais bien en vous. Il est important que vous naissiez, que vous renaissiez, que vous reconnaissiez à nouveau que, en ce moment, en cette fin de siècle, vous portez en vous la conscience christique. Cette conscience christique n'est point unique aux maîtres : elle est dans chacune des entités terrestres qui habitent la planète Terre. Toutefois, chez beaucoup d'entre vous, cette conscience christique dort. La vibration christique est fort puissante sur Terre. Toutefois, sa plus grande puissance est en vous.

Maints d'entre vous attendent à nouveau le Christ, vous attendez qu'une âme s'incarne pour sauver la planète et vous espèrez ne point manquer ce rendez-vous cette fois-ci. Cette question nous a été maintes fois posée. Nous avons répondu que, certes, il y aura quelques âmes dont la mission en cette fin de siècle sera de venir donner un grand coup d'aile à la planète Terre. Ces âmes s'incarneront. Elles ne sont point le Christ sauveur, car le Christ est en vous. Il n'est point à l'extérieur de vous en ce sens identifié dans un sauveur. Il est en vous. Il est dans le réceptacle des cœurs ; là se loge la vibration christique. Le Christ est amour. **Le Christ est amour.**

En ce moment, vous êtes dans la vibration christique. Ne résistez point à cette vibration. Ne tentez point de la combattre. Ne tentez point de comprendre intellectuellement le Christ. Ne tentez point d'analyser cette vibration, vivez-la, recevez-la. Allez la puiser dans l'énergie de votre cœur et demandez-lui de vous aider, demandez à cette vibration de vous aider dans la guérison de votre cœur, dans la purification de votre cœur. Tout comme vous êtes divin, vous êtes aussi christique.

Il n'y a point de séparation entre le Christ, Allah et Bouddha. Les humains ont créé la séparation, car les humains séparent leur cœur. Leur cœur aime individuellement, possessivement, avec condition.

Demandez dès maintenant de purifier votre cœur. Allez purifier la maison de votre cœur. Enlevez les poussières avec un petit balai. Enlevez les toiles d'araignée. Ouvrez les volets. Laissez-le prana pénétrer dans votre cœur. Laissez vos poumons devenir joyeux. Nettoyez la maison de votre cœur. Créez des couleurs très vivifiantes dans votre maison. Nettoyez ce qui appartient au passé. Et ainsi, il sera aisé pour vous de contempler la flamme de vos trois cœurs, la flamme christique, la flamme divine.

En cette journée d'amour et de lumière, à travers l'énergie du cœur, nous vous invitons à purifier votre cœur, à y faire le ménage, à nettoyer son réceptacle, sa maison, à y créer un autel de méditation et de prière. Laissez la joie sortir par les volets, les fenêtres. Laissez la joie irradier à l'intérieur et à l'extérieur de cette maison.

DYSFONCTIONS

• L'amour conditionné

Plus votre planète évolue en ce moment, plus il est urgent que le cœur retrouve sa capacité naturelle de transcender le non-amour et de partager l'amour sans condition.

C'est pourquoi lorsque vous nous demandez : « Comment pouvons-nous aimer inconditionnellement, nous qui n'avons jamais reçu cet amour inconditionnel?», nous vous répondons que cette question provient de l'ego, car l'ego fonctionne dans une règle de deux. «Donne-moi ceci et je pourrai te donner cela»: règle de deux de l'ego. «Je n'ai point reçu l'amour inconditionnel, je ne peux point aimer inconditionnellement»: règle de deux de l'ego. Et ceci est une pure illusion. Certes, si vous maintenez cette croyance, vous ne pourrez jamais puiser dans le réceptacle d'amour qui existe en vous. Autres règles de deux de l'ego: «Aime-moi inconditionnellement et je pourrai t'aimer inconditionnellement». «Cesse d'être attaché à moi et je pourrai me détacher de toi»: règle de deux de l'ego. Ceci ressemble à la parole de la victime. Élevez-vous au-delà de cette vibration, s'il vous plaît, car ceci est sans fin... ceci est sans fin... ceci est sans fin. La seule référence d'amour qui existe pour plusieurs d'entre vous est celle d'un amour conditionnel, un amour d'attente, créant des attentes, créant la possession, créant l'illusion du pouvoir, créant l'illusion du contrôle, créant l'illusion d'une sécurité. Attention, car ceci est vibratoirement de l'asservissement à l'opposé de la liberté même de votre essence!

Si vous désirez détruire un être humain, aimez-le conditionnellement et ainsi vous pourrez retenir ses ailes d'évolution. Si un être humain choisit de se détruire, il n'a qu'à accepter de se laisser aimer conditionnellement. L'amour conditionnel est le non-amour.

«Comment est-il possible de ne point aimer conditionnellement»? Nous répondons immédiatement à cette question: «Élevez votre amour, ne le maintenez point dans l'attraction terrestre. Élevez votre amour».

Comment vérifier si votre amour devient sans condition? À chaque seconde de votre existence, préparez-vous à tout perdre, ainsi il sera fort aisé de tout retrouver dans l'inconditionnel.

Si vous rigidifiez la base, vous ne pouvez point spiritualiser la matière. Si vous rigidifiez vos émotions, vous ne pouvez point les rendre d'or. Si vous rigidifiez votre action dans le hara, vous ne pouvez point élever cette action, et ainsi vous ressemblez aux dictateurs qui ont déjà existé. Il en est de même avec l'énergie du cœur. Si vous ne réussissez point à élever l'amour conditionnel et à le transcender en amour inconditionnel, vous allez le maintenir dans l'attraction terrestre (lourdeur terrestre). Ceci exige de vous un très grand acte d'humilité, car se préparer à tout perdre est reconnaître que vous ne possédez rien, que toute idée de possession ou que tout ressenti de possession est un désir de prendre l'énergie dans l'autre, de le sauver ou de le persécuter.

Vous possédez dans le cœur assez d'énergie d'amour pour aimer la planète entière, pour l'aider à se guérir, pour vous guérir. N'est-ce point merveilleux ? Et cet amour inconditionnel est déjà présent en chacun, car n'oubliez point, vous êtes né profondément spirituel. Vous transportez l'essence divine qui est pure énergie d'Amour. Que vous le croyez ou non, que vous le respectiez ou non, cette essence divine est inconditionnelle. Elle est en vous, elle est qui vous êtes. Et si vous cultivez la colère, l'essence divine ne vous quitte point. Il n'existe point de règle de deux pour l'inconditionnel. Ainsi, cette essence divine permet que le réceptacle de l'énergie de votre cœur soit constamment dans l'amour inconditionnel. Vous n'avez qu'à y puiser. Vous avez la force de l'amour.

Cette force n'appartient point qu'aux entités canalisées par un médium, qu'elles soient des maîtres illuminés, qu'elles soient des Anges, qu'elles soient des Archanges ; non point. Ceci aussi est une illusion.

Certes, en leur présence vous ressentez la force divine, et ceci peut vous aider à vivre l'expérience que vous possédez cette force. Que faites-vous en présence du maître ? Que faites-vous en présence des Anges, des Archanges ou d'autres entités canalisées par les médiums? Il se peut que vous leur donniez votre pouvoir et tentiez d'éviter de vous rencontrer. Vous dites: «Prenez la responsabilité de ma vie, prenez mon pouvoir, sauvez-moi.»

Ainsi, vous vous détruisez, car vous avez peur de vous rencontrer vous-même. Vous avez peur de votre douleur. Vous avez peur de votre force d'amour.

• L'ombre

L'ombre est constamment présente. Plus le maître reconnaît les aspects d'ombre en lui-même, plus il est aisé pour lui de côtoyer l'ombre sans que l'ombre crée une invasion ou un déséquilibre des corps ou du système nerveux. Certes, dans l'évolution d'un maître terrestre et même d'un maître nonterrestre, il y a toujours de grands tests. Les grands tests sont la rencontre avec l'ombre. Vous appelez ceci un face-à-face. Un tel face-à-face est fort bien raconté dans la Bible: la vie du Christ.

Ces tests sont fort importants et vous les vivez par intermittence. Ils vous amènent à choisir, encore plus entre l'ombre et la lumière, car l'âme est constamment libre. Ces tests sont parfois une descente dans les enfers. Ceci est une expression toutefois, car la rencontre avec l'ombre bouleverse, que ce soit l'ombre en vous-même ou l'ombre à l'extérieur de vous.

Nous vous invitons à la vigilance. Le maître a à maintenir une vigilance constante, car le guerrier pacifique est vigilant. Le guerrier pacifique est constamment centré, constamment présent et ainsi, il n'est point pris par surprise. Le guerrier pacifique n'est point l'être qui s'affaisse, mais bien l'être qui vit dans l'équilibre de ses chakras; il sait que, d'une seconde à l'autre, il peut vivre le passage ou que, d'une seconde à l'autre, les plus grands tests peuvent se présenter à lui. Toutefois, si le guerrier est dans l'orgueil de son cœur, il pourra certes être fort ébranlé.

Si le guerrier est dans l'humilité de son cœur, il reconnaîtra la force de l'ombre sans nécessairement se laisser atteindre par cette force; car sa plus grande protection est l'amour. Vous le savez, ceci est relié à votre cœur. L'ombre vient frapper à votre porte et vous lui répondez par l'amour, par le choix de la lumière. Pratiquez ceci, entraînez-vous à choisir à nouveau la lumière et à maintenir une vigilance dans la lumière.

Votre âme est libre. L'amour inconditionnel est libre de condition. Pour vous permettre de vivre votre essence, vous devez expérimenter la liberté. Cette liberté, votre liberté, est sans condition, sans condition sociale, sans condition familiale, sans condition personnelle. Ceci ne veut point dire que vous êtes dégagé de toute forme de responsabilité. Ceci ne veut point dire de ne point assumer votre incarnation. La liberté dont nous vous parlons en ce moment n'est point une liberté déracinée, non point. Cette liberté est une expression dans la souplesse et dans l'humilité.

- **Reconnaître ses blessures**

Ainsi, nous savons qu'au plus profond de vous-même, vous avez tous cette même intention qui est d'évoluer, de suivre l'appel de votre âme dans cette fusion à la Source et de partager cette évolution avec tous les êtres qui existent sur votre planète. Et ainsi, de contribuer, de participer, de collaborer à l'élévation des vibrations que vit ce changement de siècle et de millénaire et d'aider votre planète dans sa propre désintoxication. Ceci ne peut point exister sans l'amour. Guérissez vos blessures, il est urgent. Cessez de fuir la douleur. Permettez-vous de la ressentir puisqu'elle est là, qu'elle vous entoure. Ne vous attachez point à votre douleur, à travers l'expérience du ressentiment, de la colère ou de la tristesse. En toute humilité, reconnaissez que votre cœur est blessé et qu'il porte des blessures anciennes et même de nouvelles; nouvelles dans l'expérience de cette incarnation, toutefois anciennes comme répétition de modèles d'apprentissage que votre âme a choisi de retrouver dans cette incarnation.

Attention! Toute la douleur que vous portez ressemble à la douleur de l'autre; elle n'est point supérieure ni inférieure. Pour retrouver l'état naturel du cœur, il faut accueillir la souffrance: votre souffrance et la souffrance qui existe tout autour de vous. Ne résistez point. C'est la seule façon d'élever les vibrations de votre planète, car même si vous transmettez les plus grands enseignements, les plus grandes théories de l'énergie ou de la physicalité, tous les êtres à qui vous enseignerez ont et expérimentent une douleur. Si, à travers des mots scientifiques ou des mots très simples, vous reconnaissez la vibration d'amour et vous transmettez cette vibration d'amour, peu importe votre discours, votre parole transportera l'amour inconditionnel. Que vous parliez des atomes, du cerveau ou de l'ongle du petit orteil, vous allez aider les autres à transcender leur douleur.

Ce que nous tentons de vous communiquer, c'est qu'un cœur pur attire la pureté. Toutefois, vous êtes libre. Vous avez le choix de remettre votre guérison à la prochaine incarnation. Vous avez le choix d'enseigner avec un cœur fermé ou avec un cœur libre. Vous avez le choix de vivre votre vie dans l'attachement à l'autre et la possession à votre douleur ou la vivre dans la légèreté de votre essence, semant tout autour de vous la liberté d'être, le non-jugement, l'accueil de ce qui est, agissant constamment dans une action de transcendance. Ainsi, des êtres voudront vous donner leur pouvoir et ils seront immédiatement renvoyés à eux-mêmes avec amour; vous aiderez ces êtres à s'élever dans la liberté, car si vous vivez sans attachement, vous n'avez point besoin de vous nourrir de l'autre. Cet inconditionnel seul vous nourrira. Cette fusion à votre essence vous nourrira.

Est-il possible pour vous, en cette journée, d'explorer la douleur des êtres qui habitent la Terre? De bien enraciner vos vibrations? De maintenir le plexus souple, le hara et la base souples? Serait-il possible de repérer où sont vos attachements? Où votre cœur est-il emprisonné? Quels sont les barreaux de cette prison? Pouvez-vous les nommer?

Votre cœur est un réceptacle de transcendance; toutefois, vous n'avez point confiance en votre cœur. Dans votre cœur siège une douleur: la douleur de votre incarnation, et vous n'osez point lui permettre de s'élever. Vous la projetez, vous vous fermez, vous tentez de la creuser, de l'enfouir et elle s'épanche dans les chakras inférieurs. Vous tentez de fermer votre conscience et vous utilisez maints artifices, maints systèmes de croyances. Vous choisissez même de quitter la planète pour ne point la rencontrer. Vous dites à ceux et celles que vous rencontrez: «La douleur existant sur la planète est beaucoup trop difficile, je vais quitter». Et nous vous disons: «Ce n'est point la douleur à l'extérieure de vous qui est trop difficile à accueillir, c'est la douleur en vous que vous refusez de rencontrer. Contemplez votre douleur intérieure!».

Si vous choisissez la voie de la maîtrise, nous vous disons que vous ne pouvez point éviter cette douleur. Nous avons eu la permission de vous aider à la contacter. Le but de ce contact est d'élever votre souffrance dans l'énergie de l'amour et de la transcender, de lui redonner sa liberté, de la décristalliser. Alors votre cœur sera prêt à accueillir la douleur de la planète Terre.

Nous savons en ce moment que certains d'entre vous se questionnent: «Pourquoi nous parlez-vous de la douleur? Pourquoi nous invitez-vous à ressentir la douleur de la planète Terre alors que nous voulons totalement l'éviter?».

- **L'initiation du Sacré-Cœur**

Vous ne pouvez point transmuter la troisième dimension sans reconnaître ce qui existe dans cette dimension et sans être capable de contenir dans votre cœur la douleur existant sur la planète Terre. Vous n'avez qu'à lire la vie de maints mystiques ; ils ont tous reçu l'initiation du Sacré-Cœur. Quelle est cette initiation ? Le cœur s'ouvre pour prendre la douleur. Quelle douleur ? La douleur de la Terre. Et pourquoi l'être choisit-il de recevoir le Sacré-Cœur ? Pour être utilisé comme un canal de transcendance et pour aimer inconditionnellement tous les humains qui habitent cette planète. Car nous le répétons, le chakra du cœur est un réceptacle de transcendance. Vous n'êtes point obligé de traverser cette initiation. Ce n'est point nous qui *initions* cette initiation. Si vous la demandez, vous la recevrez. Toutefois, vous pouvez dès maintenant débuter de transcender votre douleur.

Osez vous ouvrir à l'énergie de vie qui est cristallisée en non-amour dans votre cœur ; cette ouverture permet à votre cœur de s'assouplir, de respirer l'amour, de s'adapter à toute forme de douleur qui sera dirigée vers lui, de recevoir l'autre, d'être la croix, d'être la rencontre des vibrations divines et des vibrations terrestres. Ceci est votre cœur physique, ceci est le chakra de votre cœur.

Avant de vous guider dans une expérience de l'énergie de votre cœur, nous aimerions vous inviter à une réflexion dans un espace d'amour et de lumière. Êtes-vous prêt à accueillir ce qui existe dans votre cœur ? Êtes-vous prêt à vivre l'expérience de l'humilité en reconnaissant qu'il y a des fermetures, des cristallisations d'énergie, en les aimant et en les transcendant ?

Nous vous invitons aussi à méditer sur la douleur qui existe chez tous les êtres que vous rencontrez, peu importe si ces êtres vous disent qu'il n'y en a point, car vous la lisez dans la crispation de leur visage, dans leur sourire tendu à l'opposé du sourire inconditionnel. Ainsi, vous savez que cette douleur existe, car même votre planète l'a absorbée et elle doit s'en désintoxiquer. Votre planète, en ce moment, apprend à transcender la douleur. Vous y êtes tous.

- **Les attachements**

Nous nous adressons à tous les médiums, à vous qui avez choisi de canaliser une vibration élevée. Il est urgent que votre cœur soit dans l'inconditionnel. Encore plus que tous les autres humains, vous ne pouvez point l'éviter. Comment savoir si vous êtes dans l'inconditionnel ? Êtes-vous prêt à tout perdre ?

Nous ne parlons point que des biens matériels. Nous parlons des attachements à vos douleurs. Nous parlons des attachements à votre pouvoir affaissé ou bâti. Nous parlons des attachements à la fermeture et à votre querelle contre la Source. Nous parlons de l'attachement à la résistance de vivre. Nous parlons de l'attachement à votre ego cristallisé, à la victimisation, à la persécution et au sauveteur. Nous parlons de l'attachement à la troisième dimension, au confort de la troisième dimension.

Réveillez-vous ! Pouvez-vous aimer inconditionnellement tout en maintenant l'attachement à l'âme sœur ? L'attachement à la canalisation de tel Ange ou Archange ? Pouvez-vous aimer inconditionnellement et tenter de posséder l'autre, de lui décrire son territoire d'action ? Lorsque votre âme choisira de s'élever, pourra-t-elle déployer ses ailes ?

Nous parlons de purifier votre cœur. Le cœur est-il pur chez le maître qui enseigne l'amour, qui enseigne la voie spirituelle et qui, en même temps, possède l'autre ? Le cœur est-il pur ? Ainsi, il est fort aisé de vérifier l'inconditionnel. Nous vous posons ces questions : « Êtes-vous prêt à tout perdre ? Êtes-vous prêt à perdre votre maître spirituel ? Êtes-vous prêt à perdre votre diamant ? Êtes-vous prêt à perdre le confort de votre terrasse ? Êtes-vous prêt à perdre le confort de vos systèmes de croyances ? Êtes-vous prêt à perdre la fuite en avant ? Êtes-vous prêt à perdre la compétition, le sentiment d'avoir été abandonné et rejeté ?

Contemplez la planète Terre et questionnez votre voisin. Vous avez tous la même douleur. La douleur de Monsieur T n'est point supérieure à la douleur de Monsieur D.; et la douleur de Monsieur D n'est point supérieure à la douleur de Monsieur V...

Lâchez prise sur la tendance à vous confiner dans vos douleurs et à permettre à l'ego de se nourrir de ces douleurs et de créer les drames de votre vie. Pendant ce temps, la vie circule et vous l'utilisez pour vous détruire. Vous semez le non-amour, car cet attachement à la douleur est fort vicieux; il sème la destruction. Vos paroles pourraient alors tenter d'être d'or, mais les entités qui reçoivent vos paroles, les reçoivent d'un cœur fermé.

Il est urgent maintenant de vous élever au-dessus de cette masse d'attraction terrestre, car nous le répétons, même si votre mère vous a battu, que votre père vous a violenté ou que votre mère vous a surprotégé, peu importe l'histoire, vous avez choisi cet apprentissage. Cet apprentissage vous sert. Comment vous sert-il? Accueillez ce service. Accueillez la douleur. Transcendez! Ceci est votre apprentissage. Vous y êtes.

Les âmes sœurs sont certes reliées par des ponts vibratoirement très élevés. Et lorsqu'elles se rencontrent, elles vivent une désintoxication de leur personnalité et de leur âme. Toutefois, cette désintoxication n'appartient point à l'autre, elle appartient à l'âme qui la vit. Lorsque la désintoxication se vit et lorsque ces âmes reconnaissent qu'elles choisissent leur cheminement pour s'élever vibratoirement et semer la lumière, il vous faut être très vigilant et utiliser votre discernement, car dans ce service peut se créer un attachement et un désir de posséder l'autre, car la fusion des âmes sœurs est très forte et très puissante.

L'attraction des âmes sœurs, qui dépasse largement l'attraction des personnalités, est très forte et très puissante. Sur le plan terrestre, elle peut ressembler à un profond attachement. C'est pourquoi nous invitons toutes les âmes sœurs ici présentes et tous les autres qui vivent cette expérience d'attachement à se préparer intérieurement à perdre l'autre. Ne prenez point pour acquis que votre compagnon sera constamment présent à vos côtés. Vivez le moment présent. Remerciez la vie de la présence de votre compagnon à vos côtés. Vivez votre action. Car votre action ne pourra point s'élever si vous créez les racines de l'attachement. Tout comme il n'est point possible d'élever la matière si vous avez l'impression de la posséder. Nous invitons les âmes sœurs à vivre ce passage, dès maintenant.

Certains d'entre vous disent: «Moi, je n'ai point de problème, je suis détaché». Ceci n'est point le réel détachement, car l'être qui est vraiment détaché n'en parle point. Celui qui l'affirme à haute voix, de sa fierté d'ego, est profondément attaché, car le détachement ne se vit point dans l'expérience de la noirceur; il se vit dans l'expérience de la lumière et de l'amour. Ainsi, dans la compréhension terrestre du détachement de l'autre, certains vont choisir de couper le lien et ainsi affirmer qu'ils sont détachés. Car ils ont tranché le lien. Ceci n'est point le détachement, ceci est la séparation. Soyez vigilant dans vos réflexions. Utilisez le discernement, car pour ne point souffrir, certains d'entre vous vivent séparés. Vous semblez alors fort détachés, fort au-dessus de... Toutefois, ceci n'est point l'amour inconditionnel, nous regrettons. L'amour inconditionnel existe dans la fusion pour transcender et non point dans la séparation.

Maintes âmes incarnées sur la planète Terre s'emprisonnent dans ce qui est appelé le conditionnel, l'amour avec condition. Ces âmes n'arrivent point à s'élever et à traverser la densité de l'amour conditionnel. Elles s'emprisonnent dans l'incarnation, elles s'attachent aux blessures du cœur, elles bâtissent des théories, des systèmes de croyances et des conclusions à travers l'expérience de la blessure du cœur. La trahison, la déception, la désillusion, l'abandon, le rejet, la non-reconnaissance, la dévalorisation, le sentiment de non-existence, toutes ces blessures existent sur la planète Terre et font partie de l'inconscient et du conscient collectifs planétaires.

Vous n'avez qu'à contempler la ville qui est devant vous. Là existe le conditionnel, l'amour avec blessure, l'amour avec fermeture, l'amour avec condition. Ceci est un conditionnement terrestre. Votre âme connaît autre chose, votre âme connaît la réelle vibration de l'amour, l'amour à l'état pur, sans condition, dans l'accueil total, dans le non-jugement. L'amour qui n'a point besoin de mots, de paroles. Votre âme connaît tout ceci ; toutefois, elle a oublié, à travers la densité terrestre, ce qu'était l'amour, ce qu'est l'amour, ce que sera l'amour, car l'amour est un état éternel, immortel. L'amour est. Point à la ligne. Vous n'avez point besoin de théorie, vous n'avez point besoin de croyance, vous n'avez point besoin de preuve scientifique, vous n'avez point besoin de l'esprit scientifique, de l'exploration intellectuelle pour contempler, expérimenter et comprendre l'amour qui guérit... l'amour qui guérit. Cet amour est là, dans la profondeur de votre temple et dans la profondeur de vos systèmes énergétiques et spirituels. Il est là, logé dans la force spirituelle qui monte dans votre canal appelé la sushumna et qui traverse tous les chakras dans le cœur. L'amour est là, dans la profondeur de votre cœur.

Sur la planète Terre, il existe une grande illusion, et toutes les âmes incarnées rencontrent cette illusion. Cette illusion, c'est que l'amour existe à l'extérieur de vous dans le conditionnel. Certaines âmes incarnées utilisent toute la durée de leur incarnation à la recherche de l'amour dans le regard de l'autre, dans le geste, dans le sourire. Elles attendent constamment l'approbation de l'autre ou des autres, de la société, de la famille ou des enfants pour se reconnaître, pour exister. Pendant ce temps, l'âme épuise son fluide ; pendant ce temps, l'âme oublie qui elle est.

Qui êtes-vous ? Vous avez tous une légende personnelle, et dans cette légende, vous avez tous rencontré des blessures du cœur. Vous avez ainsi toutes les raisons qui existent sur la planète Terre pour continuer de vous attacher à ces blessures et d'y croire. Vous avez toutes les raisons de maintenir ces blessures, car même votre société et votre famille terrestres vous aident à maintenir l'attachement à vos blessures. Car votre famille et votre société y sont aussi attachées. Vous pouvez en bâtir une réelle identité, porter le flambeau de la femme blessée et de l'homme blessé et ainsi maintenir la blessure d'amour collective... planétaire... et recréer cette blessure, en l'entretenant chez vous et chez l'autre. Contemplez ceci. Êtes-vous prêt à laisser aller la blessure du cœur ? Êtes-vous prêt à utiliser l'amour qui vous habite pour transcender cette blessure, la transmuter, l'élever et ainsi EXISTER... EXISTER DANS L'INCONDITIONNEL ? Retrouvez votre réelle identité.

L'attachement à la blessure d'amour est très puissant en vous. Il est urgent que vous le reconnaissiez. Car certaines âmes, dans leur évolution spirituelle sur la planète Terre, guérissent la blessure d'amour terrestre et s'en retrouvent immédiatement une autre : la blessure avec la famille d'âmes. Elles ont une autre raison pour être blessées. Ceci est sans fin. Vous quittez la blessure face à votre famille terrestre, mais comme vous êtes attaché à la souffrance, vous retrouvez une autre blessure reliée à votre famille d'âmes. Ce que nous tentons de vous dire, c'est que la blessure est sans fin, sans fin. Elle est très pure, cette blessure, elle est sans fin, elle est éternelle, si vous le choisissez ainsi.

- **La blessure du cœur**

En ce moment, sur votre planète, le cœur se désintoxique. Observez les symptômes : éternuements, enrouements de la gorge. Entrez dans votre cœur. Si vous avez encore besoin de pleurer votre blessure, pleurez-la. Nous vous le disons, ces pleurs sont sans fin. Reconnaître qu'il y a blessure, choisir de la guérir, choisir de vous libérer de l'attachement à la blessure est tout simplement choisir de devenir maître de votre vie, autonome. Exister sans blessures... Pouvez-vous imaginer ceci ? Cela est un choix. Exister sans blessures... sur Terre... sixième dimension. Il est difficile, n'est-ce point, de rayonner la lumière tout en étant blessé ?

Qu'êtes-vous venu partager sur Terre ? Qu'êtes-vous venu porter ? Quel est le but de votre existence ? Ce but est là, il est inscrit dans votre cœur, car vous êtes venu vivre la passion, vous êtes venu vivre la vision que vous portez dans votre Essence, dans votre âme. Et certes, la blessure du cœur créant une muraille de Chine peut totalement vous emprisonner dans un plan de conscience et vous aider à oublier ce que vous êtes venu vivre sur la planète Terre. Nous le répétons : pour atteindre l'expression totale de votre Essence, de votre Divinité, l'expansion de votre âme, vous devez guérir le cœur. Il n'est point possible de concrétiser la vision à travers un cœur blessé. Cette vision deviendra distorsionnée, car vous allez agir en fonction de la blessure, et cette blessure entraînera une distorsion en vous, dans votre conscience et votre action. Vous avez le choix de porter la distorsion ou de laisser aller ceci. Nous le répétons, la blessure du cœur est sans fin et vous pouvez, si vous le choisissez, passer d'une blessure à l'autre, être dans l'illusion de la guérir et soudainement recevoir « une brique sur la tête ». Soudainement, le modèle se reproduit et vous pouvez réagir en maintenant la blessure, en la cultivant dans votre jardin ! Cela est possible. Soyez sans crainte, vous serez soutenu par les autres, on vous tiendra la main, vous recevrez compassion, empathie, et vous vous sentirez humain... Ceci est un plan de conscience, vous qui avez choisi cette voie initiatique. L'initiation est appelée la transmutation de la blessure du cœur. Et cette blessure est inscrite dans votre cœur physique, elle est inscrite dans votre cœur karmique, car ceci n'est point la première vie où vous rencontrez la blessure du cœur. Elle est là, elle vous attendait, car cette blessure est karmique. Elle ne vous attend point dans votre cœur spirituel, ce nouveau chakra. Non point... elle vous attend dans votre cœur karmique, en résonance avec votre cœur physique. Votre cœur spirituel attend que vous guérissiez les deux autres cœurs (physique et karmique) pour se développer totalement et vous aider à maintenir l'horizontalité de votre croix intérieure (la compassion) dans la verticalité (l'alignement et l'enracinement).

- **La gangrène du cœur**

En ce moment, sur votre planète, il existe une autre dysfonction importante du cœur. Nous la nommons «la gangrène du cœur», l'auto-apitoiement, l'entretien de la blessure: les réunions avec les amis, où l'on entretient des blessures dans des groupes de femmes ou des groupes d'hommes... La gangrène... Vous y êtes. Vous pouvez choisir de continuer d'alimenter ceci dans vos enseignements, dans vos paroles, dans vos gestes, dans vos actions, dans ce qui émane de l'énergie psychique et magnétique de votre corps, de votre temple. Vous pouvez vivre les plus grandes expériences mystiques, être dans l'illusion de l'amour et continuer de répandre cette maladie, maintenir la séparation. Et pendant tout ce temps, votre cœur s'affaiblit, votre thymus se maintient dans le coma terrestre et le chakra, le cœur spirituel, n'arrive point à respirer. Et vous pouvez aller de séminaire en séminaire à la recherche de l'amour, pendant tout ce temps, votre planète se maintient dans la densité du conditionnel. Contemplez.

HARMONISATION

- **La verticalité et l'horizontalité (la croix intérieure)**

Nous vous invitons à entrer dans vos trois cœurs. Les chakras du cœur représentent l'ouverture, la réceptivité, l'accueil, la compassion, la fusion, la reconnaissance, la gratitude, la grâce. Dans la profondeur de votre cœur physique, dans votre temple, dans la profondeur de votre cœur karmique, dans la profondeur de ce nouveau chakra du cœur, localisé à droite sur la même ligne que le cœur physique dans l'horizontalité, existe un puit d'amour inconditionnel, un puits d'amour universel.

Tous vos chakras sont alignés dans l'axe vertical, reliant Ciel et Terre, permettant la fusion. Toutefois, il n'y a point que l'axe vertical, il y a aussi l'axe horizontal qui vous permet d'utiliser la verticalité pour entrer en fusion dans l'horizontalité. Le cœur spirituel, le cœur karmique et le cœur physique sont et créent l'horizontalité, votre capacité de partager l'amour sur la planète Terre. Ce sont les plans que vous avez choisis en tant qu'âme, dans cette incarnation. Ainsi, les trois cœurs servent l'horizontalité. Les trois cœurs vous permettent d'entrer en fusion avec le vent, d'entrer en fusion avec la Terre, d'entrer en fusion avec l'autre, d'entrer en fusion avec l'univers... l'amour... le partage... la semence.

À l'aide de vos chakras, vous portez en vous-même la croix intérieure. Nous ne parlons point de la croix sacrificielle. Nous parlons de la rencontre de la verticalité et de l'horizontalité qui se croisent en un seul point au cœur karmique. Sur Terre, vous êtes venu vivre la verticalité et l'horizontalité.

Vous êtes venu vous rencontrer à travers votre douleur d'incarnation. La transcendance et la transmutation sont votre capacité de vous élever à travers cette douleur qui est vôtre de vie en vie, qui, quelquefois, vous a limité, qui, quelquefois, vous a aidé dans l'évolution Ceci est l'axe central, le cœur du cœur, le sanctuaire, là, à la rencontre de ces deux axes de vie. Il est difficile d'atteindre l'horizontalité et la fusion entre ciel et terre à travers les plans des trois mondes si la douleur de l'incarnation n'est point guérie. C'est ce que vous êtes venu retrouver et partager à travers les voies qui vous conviennent sur la planète Terre.

Le chakra de votre cœur aura atteint sa pleine expansion, sa maturité, lorsque la verticalité et l'horizontalité se seront fusionnées, permettant à votre âme de vivre totalement son identité, ce pourquoi elle est venue sur Terre, sa réelle action, le but de votre incarnation.

Attention! Cette action peut prendre toutes les formes possibles. Vous pourriez être cadre et être dans votre action juste. Vous pourriez être le président d'une grande société ou celui qui nettoie la rue et être là où vous devez être. Il n'y a point de grande ni de petite mission. Il y a ce que vous êtes venu vivre sur Terre, partager et semer : l'expression de l'identité de votre âme.

Cette expression s'unit dans les cœurs. Les cœurs physique, karmique et spirituel dans leur expression ne forment qu'un seul cœur, ils ne poursuivent qu'un seul but. L'horizontalité est aussi ces trois cœurs. Et ces trois cœurs reçoivent l'énergie des poumons, qui est l'énergie du souffle de vie, et reposent dans ce lac d'énergie qu'est la cage thoracique dans le corps physique. Ces trois cœurs sont des îlots reposant sur le lac et dans le lac.

Plus les cœurs karmique et physique sont harmonisés, plus ces centres se développent et plus le cœur spirituel vit une poussée d'évolution en association avec la masse vibratoire de votre planète, en association avec l'inconscient collectif. Plus les humains guérissent leur cœur karmique, plus ce nouveau centre est activé, et plus les humains qui l'auront choisi vivront une poussée d'évolution rapide. Ainsi, plus la Terre participera à cette poussée d'évolution et plus l'humanité accélérera son mouvement d'évolution vers la lumière du nouvel âge de l'amour.

Chaque matin, le soleil se lève inconditionnellement dans certains lieux de cette planète, et dans d'autres lieux, il se couche inconditionnellement. Étiez-vous dans l'inconditionnel, ce matin? Êtes-vous capable de vous détacher, de lâcher prise sur les vieilles rancunes que vous transportez de vie en vie? Êtes-vous capable d'aller retrouver la personne qui vous a fait le plus réagir dernièrement ? Êtes-vous capables de la prendre dans vos bras ? Reconnaissez-vous que cette personne est pour vous un maître puisqu'elle vous aide à rencontrer ce que vous ne voulez point rencontrer ? Êtes-vous capable d'élever votre douleur et de l'offrir à la Source ? Êtes-vous capable de reconnaître que vous n'êtes point victime ? Votre douleur vous sert. Elle est un apprentissage. Plus vous l'aimez, plus vous lui permettez de s'élever et de se guérir. Il n'y a point de persécuteur. Êtes-vous capable de vous tenir dans une chaîne d'amour christique ? Êtes-vous capable de canaliser l'énergie christique dans votre cœur ? De canaliser ce qu'a vécu le Christ ? D'aimer vos ennemis ? De créer des miracles pour ceux qui n'entendent point ? De vivre l'humilité ? Êtes-vous capable du service inconditionnel ? Êtes-vous capable du détachement ? Êtes-vous capable d'amour ? Si vous ne pouvez répondre par un oui spontané sans compromis, c'est que votre cœur karmique vit encore quelques espaces d'inconfort, voire même des douleurs.

Accueillez ces douleurs dans votre cœur et transcendez-les. Lorsque vous serez capable d'accueillir votre douleur, d'accueillir la douleur de la planète, l'énergie de la pure joie arrivera. Et cette joie ne sera point une joie nourrie par les systèmes de croyances du nouvel âge. Cette joie sera une joie réelle qui accueillera dans son cœur la douleur de l'autre et par le fait même l'élèvera.

• La transcendance

Le cœur est un laboratoire vivant de transcendance. Lorsque le cœur se nourrit totalement de l'amour inconditionnel, il agit comme un lieu de transcendance pour tout ce qui n'est point amour. Le non-amour est la souffrance qui existe sur votre planète. C'est pourquoi, plus le propriétaire du chakra du cœur ouvre son cœur, plus il ressent la souffrance. Ceci n'est ni bon ni mauvais, ceci est naturel, ceci est la puissance transcendante du chakra du cœur.

Cette transcendance agit, s'active à travers les antichambres et les chambres du cœur.

Ainsi, il vous est plus aisé de comprendre l'initiation du Sacré-Cœur qu'ont vécu maints saints ou maints maîtres sur votre planète. Cette initiation touche directement la capacité de transcendance du cœur. Cette initiation du Sacré-Cœur n'est point une invention terrestre, elle n'est point une création de l'imaginaire. Le cœur se sépare et ainsi il permet l'absorption de la souffrance pour la transcender, l'élever et l'offrir aux plans célestes.

La seule façon de décristalliser le non-amour est de le transcender et de l'élever. Toutefois, pour le transcender, vous devez l'accueillir et ceci débute avec vous-même et avec les autres. Certes, ceci est un très grand acte d'humilité. Ceci est une action d'amour et ceci explique la contagion de l'amour, en ce sens que plus vous élevez votre conscience, plus les êtres qui vous entourent élèvent leur cœur. Et plus les êtres autour de vous élèvent leur cœur, plus ceux qui les côtoient élèvent aussi leur cœur. Ceci est la contagion du cœur.

Lorsque le cœur spirituel est formé, il aide l'énergie de guérison des deux autres cœurs (physique et karmique) en leur donnant une poussée d'évolution. Ceci est le but du cœur spirituel. Lorsque les trois cœurs seront unis, vous observerez une différence sur la planète Terre. Car l'humain dont les trois cœurs sont unis est définitivement prêt à aimer sans attente, à aimer dans l'incommensurable, à aimer sans possession, à aimer et ainsi à guérir.

Le chakra du cœur est le chakra du Christ. Maître Jésus est venu sur cette planète enseigner l'amour aux humains. Tous les enseignements christiques se résument en un seul mot : aimer ! Aimez-vous vous-même, aimez votre prochain. Maître Jésus a laissé une trace fort importante que certains humains ont tenté de minimiser. Ils ont tenté de s'approprier les enseignements et de les transformer. C'est pourquoi vous avez été témoin, et vous l'êtes encore, de guerres de religion et d'inquisition. Des humains croient posséder la vérité christique. D'autres croient posséder la vérité d'Allah. Et certains humains croient posséder la vérité de Bouddha. Ceci est une pure illusion de l'ego.

- **Le Christ**

Si vous vous préparez à recevoir le Christ par transe médiumnique et que votre cœur n'exprime point l'amour inconditionnel, vous allez souffrir.

Le Christ est déjà en vous. Ne tentez point de le recevoir par l'extérieur. Le Christ est déjà en vous. Le Christ existe dans le cœur de la paix, le cœur spirituel, le troisième cœur, celui qui est en voie de développement. Ce chakra suit la même ligne que le chakra du cœur physique dans lequel le Christ repose aussi. Il y a le cœur karmique. Il y a le cœur de paix... le cœur dit spirituel. Toutefois, appelez-le le cœur de paix. Ce chakra est en voie de développement. Ce chakra est directement associé au corps calleux, ce nouveau centre vibratoire qui est développé dans de multiples cerveaux humains. Cette nouvelle conscience et ce nouveau cerveau sont en relation avec le cœur de la paix. Ceci est la nouvelle race. Et quelle est cette nouvelle race ? Ce sont les âmes qui choisiront de s'incarner et de porter constamment, consciemment, la vibration christique dans le monde.

Vous êtes dans cette vibration christique. Vous portez le Christ en vous. Vous portez la capacité d'aimer la Terre, d'aimer tous les humains.

Il vous est possible de vous éveiller au Christ en vous. Et comment faire ? Éveillez-vous à l'amour inconditionnel. N'attendez point qu'un Christ extérieur vienne vous sauver, car ceci aussi est une illusion. Et pendant tout ce temps, vous oubliez que vous avez en vous la conscience christique, que vous avez en vous le cœur christique, que vous avez en vous le hara christique. Vous transportez la divinité.

Le but du chakra du cœur est de guérir par son énergie d'amour et non point d'être fermé, d'être blessé, de s'écouler et de perdre son énergie de vie. C'est pourquoi vous devez maintenir un cœur purifié. Maintenez un cœur joyeux. Maintenez un cœur élevé. Telle est la règle céleste de la vie du maître. Le maître choisit d'élever constamment ses vibrations, d'élever ses peines et ses souffrances.

Votre base est sacrée. Votre hara est sacré. Votre plexus est sacré. Votre cœur est sacré. Lorsque le cœur transcende l'amour, lorsque le cœur utilise l'énergie de l'amour pour s'élever, le cœur, votre cœur, devient le Sacré-Cœur. Il s'ouvre à la peine de la planète. Il s'ouvre à la douleur de la planète et ainsi il aide cette douleur à être transcendée. Le maître vit le Sacré-Cœur. Maints d'entre vous avez reçu cette initiation ; d'autres la recevront à différents degrés. Toutefois, nous souhaitons que vous viviez tous le Sacré-Cœur, que vous permettiez à votre cœur non seulement de transcender vos peines, vos blessures, vos mémoires karmiques et celles de cette vie, mais aussi de transcender la peine de la planète, de dégager la compassion nécessaire pour élever les vibrations de cette planète. Atteindre le *transpersonnel*, atteindre l'ouverture du cœur, dans la compassion universelle.

N'oubliez point que l'énergie spirituelle, la kundalini, ne descend point ; elle monte pour redescendre et remonte pour redescendre. Elle s'élève vers les chakras supérieurs, transcendant tous les chakras. Ainsi, il est fort important que vous éleviez vos vibrations, que vous éleviez vos émotions. Si vous reconnaissez que vos émotions sont pures, qu'elles sont la vie, la vie dans sa simplicité, dans sa pureté, dans sa divinité, vos émotions vont s'élever dans le cœur, votre cœur va aider vos émotions à se guérir.

Tous les saints, tous les maîtres qui ont séjourné sur la planète Terre ont connu l'expérience du Sacré-Cœur, l'expérience d'élargir la conscience et d'ouvrir le cœur, pour pouvoir embrasser, par l'énergie de l'amour, ce qui existe sur la planète Terre. Ceci n'est point être un souffre-douleur. Ceci n'est point être un sauveteur, car cette action est très humble. Cette action n'est point spectaculaire. Le Sacré-Cœur n'est point spectaculaire. Cette action se vit à l'intérieur. Le cœur est rempli de la flamme divine et il consume toute douleur qu'il rencontre. Ceci ne veut point dire que vous allez sauver l'autre de sa douleur, car les âmes sont constamment libres. Toutefois dans cette initiation, vous demandez que votre cœur puisse transcender la douleur de cette planète, qu'il puisse ainsi s'ouvrir à ce qui existe sur la planète Terre pour servir. Vous ne demandez point à votre cœur de s'effondrer avec la planète Terre et avec les autres dimensions (1re, 2e, 3e), non point! Au contraire, vous demandez à votre coeur de transcender ce qui est.

L'action de la transcendance n'est point personnelle, elle n'est point pour la personnalité, le petit «moi», le petit «je», non point. Tout au contraire, l'action de la transcendance est un acte universel, un acte inconditionnel, un acte d'amour... l'amour ouvert à tous. La transcendance de toutes les douleurs, tel est le réel Sacré-Cœur, telle est l'initiation du Sacré-Cœur.

Ainsi, le réceptacle du cœur est fort important. C'est un chakra, un point tournant. Plusieurs d'entre vous êtes coupés en deux: le cœur est fermé, la base est vide. Et votre âme incarnée sur la planète Terre se sent perdue. Il est fort important d'unifier tous vos chakras, de permettre à tous vos chakras de pouvoir transcender la matière, de transcender l'action, les émotions, l'amour, la douleur, l'amour. Demandez que votre cœur se purifie. Choisissez de ne point garder secrète votre douleur. Permettez-lui de s'élever. Votre souffrance n'est point unique. Il y a, pour chacun de vous, une raison à votre souffrance, et une raison pour que vous souf-friez encore. Ceci est sans fin. Ceci est un cercle vicieux.

EXPLORATION

En cette journée, voici la réflexion qui vous aidera à ren-contrer l'épreuve que vous êtes venu retrouver dans cette exis-tence.

Veuillez noter qu'il n'y a qu'une question :

« Quelle est cette blessure que vous êtes venu retrouver pour l'élever et la transmuter ? »

Vous êtes devant le choix de maintenir la blessure, de la poursuivre, de l'enseigner à vos enfants, à vos petits-enfants et de créer la chaîne collective de la blessure, de maintenir ceci et de revenir dans une autre vie, de la retrouver et de continuer à la cultiver. Quelle est cette blessure que vous êtes venu retrouver ? Blessure du cœur. Comment la nommeriez-vous ? Quel est votre degré d'attachement en ce moment à cette bles-sure ? Comment la nourrissez-vous ? Jusqu'à quel point fait-elle partie de votre identité ? Pourriez-vous exister sans elle ? Imaginez seulement ... quelques secondes... exister sans cette blessure. Perdriez-vous le sens de votre existence ? Êtes-vous prêt à la guérir ? Certes, guérir cette blessure, c'est choisir d'ac-cueillir chacun et chacune dans votre cœur, la planète en entier. Maintenir cette blessure, c'est maintenir la séparation avec l'autre, car l'autre aussi vous renverra la blessure. Lorsque la blessure est guérie, vous ne la voyez plus chez l'autre. Vous êtes capable d'amour. Tant que la blessure est là, ceci n'est point l'amour. Vous êtes un mal-aimé ; de plus, vous aimez mal et vous vivez l'illusion que vous aimez. N'est-ce point merveilleux ?

Il est important d'identifier cette blessure, de la recon-naître et de la cerner. Nous vous invitons à vivre ceci en cette journée. Échangez, non point seul. Regroupez-vous. Écoutez l'autre, ne vous isolez point dans le travail. Écoutez la blessure de l'autre, et vous aller immédiatement comprendre que votre blessure n'est point unique. Elle est fort commune. Nous regrettons de vous informer de ceci

En toute simplicité, dans un mouvement naturel, accueillez la souffrance. Accueillez tout simplement, n'y créez point une charge. Laissez-la circuler.

Permettez-lui de s'élever. Offrez-la à la Source à travers tous vos chakras. Accueillez l'amour, car dans votre cœur, il n'y a point que la souffrance ; il y a cette force naturelle d'amour. Pour vous enraciner en ce moment, nous vous suggérons, si cela est possible, de toucher les autres autour de vous, tout simplement. Si cela est possible, votre position doit être confortable. Ressentez bien le sol qui vous soutient. Ressentez bien le chakra du cœur qui est ce lieu sacré. Recevez l'amour qui existe en ce lieu. Laissez l'énergie d'amour circuler, et à travers cette énergie d'amour, laissez le cœur agir dans la transcendance. Ne bloquez point votre respiration.

Et maintenant, ouvrez les yeux et contemplez la Terre. Logé dans le chakra de votre cœur, contemplez la Terre. Contemplez les sons. Contemplez la vie. Dirigez votre amour. Contemplez le son des véhicules, le son du chien qui aboie, le son de l'homme qui travaille la pierre, le son du compresseur, le son de la mer, le son des oiseaux, le son de l'amour, le son de la douleur.

Transcendez ce que vous recevez de la planète en ce moment.

Nous vous remercions.

Que la Source vous accompagne !

Chapitre 7

Le chakra de la gorge

La communication

PRÉSENTATION

Le chakra de la gorge est le chakra de la parole d'or. Tout comme dans le plexus, les émotions sont d'or. Dans la gorge, les mots que le maître choisit pour exprimer son intention, l'union de son cœur à sa conscience, sont des mots d'or, transportant la vibration de la Source divine, la vibration christique, la vibration du rayon d'or et communiquant totalement l'amour.

Lorsque le chakra de la gorge est en harmonie avec les deux réceptacles que sont le cœur et la conscience, et lorsque ces derniers s'unissent en créant l'intention d'amour, la gorge s'harmonise, elle se purifie, elle se désintoxique pour ne transmettre qu'une seule et unique parole : la parole d'amour. Ainsi, les mots choisis pour cette parole ont une portée vibratoire d'amour. Ces mots sont justes. Il n'y en a point trop. Il n'y en a point trop peu. Il y a exactement les mots nécessaires pour transmettre le message, l'information. Ceci provient du chakra de la gorge harmonieux.

LOCALISATION

Le chakra de la gorge est fort bien localisé, entre l'énergie du cœur et de la conscience, entre le réceptacle d'amour et le réceptacle de la divinité. Il est localisé dans un rétrécissement du corps physique entre les trois cœurs, plus précisément entre le lac d'énergie de la cage thoracique et le lac d'énergie de la conscience, le crâne et la tête. Vous retrouvez le chakra de la gorge relié directement à la thyroïde, laquelle est composée de deux lobes semblables aux surrénales qui sont aussi en couple. Lorsque le chakra de la gorge est sain, ouvert, harmonisé, vibrant de l'avant vers l'arrière et sur les côtés, il peut alors se détendre. Il peut ainsi se reposer dans le cœur et dans le hara à travers le chemin du plexus. Il peut aussi se reposer dans le chakra de la base qui est sa solidité, lui permettant l'expression juste. Il est le lien entre l'horizontalité des trois cœurs et la verticalité de la conscience. Ce chakra est en relation étroite avec le chakra lunaire (porte arrière de la conscience) logé à l'arrière de votre crâne . Ce chakra Yin unit la gorge à la conscience et le cerveau ancien au chakra de la conscience.

Le chakra de la gorge est un chakra de haute communication. Il est le chakra utilisé pour exprimer l'élévation de la conscience, la fluidité et le mouvement de la vie raffinée transmise en des mots habités d'une vibration.

Le chakra de la gorge exprime l'amour. C'est un chakra d'affirmation dans l'amour...l'amour universel. La parole d'amour est totalement en relation directe avec l'action, la solidité, l'harmonie du plexus et l'ouverture du cœur. Les mots sont justes lorsqu'ils proviennent de l'assise, de la profondeur de la sushumna, de votre canal. Ainsi, le chakra de la gorge du maître utilise la vibration de l'amour, de la paix, de la sérénité à travers chaque mot pour transmettre sa pensée. Le chakra de la gorge est le lien entre la divinité et la conscience, utilisant l'énergie du cœur et créant l'intention d'amour. Ainsi, le chakra de la gorge exprime l'intention d'amour transportée par chacun des mots qui est émis de la gorge du maître. Certes, ce chakra peut être utilisé à d'autres fins: dans une destruction, dans un état semant la peur, la panique et dans un état entraînant les autres dans un mouvement de pouvoir.

Le chakra de la gorge prend aussi ses racines dans le hara : autre réceptacle de l'énergie du pouvoir personnel et transpersonnel. L'énergie du hara est filtrée par le soleil irradiant du plexus, pour toucher l'énergie de l'amour du cœur. Ainsi, l'action juste s'affine à l'action d'amour, se joint à l'intention et est exprimé par le mot (la gorge) transportant la vibration de la conscience, de la sérénité et de l'amour.

La gorge possède aussi des racines émises par les mots et reçues vibratoirement à travers tous les corps subtils du sujet.

Nous tentons de vous exprimer et de vous transmettre comment tout est relié, de la gorge à la conscience, car les mots sont conscients. La parole d'or est une parole de conscience. Chaque mot porte sa vibration, et cette vibration, le chakra de la gorge, lorsqu'il est harmonisé, la porte dans un but fort spécifique qui est de répandre, de partager l'amour, la lumière.

Il est fort aisé de reconnaître et de faire la lecture du chakra de votre gorge. Vous n'avez qu'à écouter votre voix, vous n'avez qu'à écouter vos paroles. Et contempler pour vous-même avant toute chose. Qu'est-ce qui émane de votre chakra de la gorge ? Les mots sont-ils réfléchis, remplis d'une intention d'amour ou sont-ils transmis dans un but autre ? Les mots sont-ils remplis d'amertume ? Portent-ils le venin du cœur ? Sont-ils des mots de douceur, des mots d'amour, des mots exprimant une action juste, des mots semant la paix du cœur, des mots semant la richesse du cœur ? Sont-ils des mots semant le pouvoir sur l'autre ? Sont-ils des mots semant la peur chez l'autre, le non-amour ?

Ainsi, lorsque vous êtes relié au maître en vous, vous devenez alors totalement conscient que chaque mot que vous prononcez porte une intention. Et vous discernez les mots qui n'ont point d'intention, vous ne les exprimez point ; vous n'exprimez que les mots qui portent une intention de communication, une intention d'enseignement, une intention d'amour.

En cette fin de siècle, le chakra de la gorge est un chakra fort utilisé par la race humaine en évolution; il est utilisé de toutes les façons. Et lorsque vous contemplez et écoutez les autres qui vous entourent, pensez-vous que le chakra de la gorge des humains de la planète Terre est bien utilisé? Croyez-vous qu'il est utilisé dans l'amour? Ceci vous renseigne immédiatement sur l'énergie du cœur. Si vous désirez écouter le cœur d'un être, écoutez ses paroles et vous saurez immédiatement si le cœur est élevé, car si les paroles sont élevées, si elles sont d'or, vous pouvez être assuré que le cœur est élevé et que la conscience suit. Car le chakra de la gorge fait partie des chakras supérieurs. Il est donc alimenté par ses racines célestes que sont le Ciel, les vibrations des plans de conscience élevée, l'énergie de la Source divine, et ce, à travers la couronne, à travers la conscience. Le chakra de la gorge n'est point isolé. Il est l'expression du cœur. Il peut aussi être l'expression de la conscience et du cœur unis. Le chakra de la gorge, comme le plexus, est un chakra de communication, la communication juste, la communication qui a un but, une action, une portée, une direction.

DYSFONCTIONS

- **Configurations**

Comme dans tous les autres chakras, vous pouvez trouver, dans la gorge, une rigidité, une rigidité dans la communication.

Si vous êtes en présence d'un chakra de la gorge rigide, écoutez-vous! Si vous êtes capable de vous écouter, vous découvrirez qu'émane de vous une parole rigide, semée de mots de jugements, de non-amour, de critiques et de sarcasmes. Ceci provient d'un chakra de la gorge rigide qui se protége de l'énergie de l'amour et qui n'est point réceptif à l'amour inconditionnel du chakra du cœur.

Vous pouvez aussi trouver, dans le chakra de la gorge, des épanchements de la matière provenant du centre de la conscience. Observez! Certains d'entre vous rencontrez des êtres qui projettent sur vous ou dans leur environnement des mots qui détruisent au lieu de construire, des mots qui sèment la peur au lieu de la sécurité, des mots qui sèment le pouvoir au lieu de la paix.

Le centre de la gorge peut aussi recevoir un trop-plein de la matière cristallisée du cœur. Souvenez-vous que lorsque le cœur est dans un épanchement ou un débordement d'énergie de non-amour, les portes, les antichambres et les chambres du cœur vont alors se déverser dans la gorge. Nous disons de cette dysfonction que l'énergie du cœur remonte à la gorge. N'oubliez point que la gorge est localisée dans un passage étroit entre le cœur et la conscience. Il est fort aisé d'obstruer ce chakra. Le cœur débordant dans la gorge, le passage de la gorge se resserre par ces épanchements de honte ou de trop grande tristesse qui peuvent venir d'un cœur en souffrance. Il est certes difficile de séparer la gorge du cœur et de la conscience. Ils sont fortement reliés. Lorsque le cœur est en souffrance – cœur physique ou cœur karmique, peu importe –, lorsque le cœur ne reconnaît point l'amour, le cœur étant entouré de deux chakras adjacents (plexus/gorge), immédiatement ces chakras vont répondre au vide du cœur, à son trop-plein ou à sa rigidité, par une distorsion. Quelquefois, la vibration du cœur se partage entre le plexus et la gorge, quelquefois, elle est totalement déversée dans la gorge et elle déséquilibre le chakra de la gorge, car la gorge n'est point le cœur. Est-ce que vous nous suivez?

Le chakra de la gorge peut être utilisé aussi comme défense. Encore une fois, écoutez-vous! Écoutez vos mots. Si vous habitez la troisième dimension et que vous utilisez les mots pour attaquer ou pour vous défendre constamment, la matière portée par votre centre de la gorge ressemblera à des pics, des lances, des épées. Cette dysfonction est créée par des mots utilisés comme du venin attaquant l'autre, attaquant toute vibration exprimant la vie. Imaginez que vous êtes en présence d'un être qui utilise sa gorge pour se défendre ou pour attaquer; les mots seront alors piquants, la vibration en émanant sera dure. Elle blessera les corps subtils de la personne qui reçoit ces mots durs jusqu'à attaquer ses chakras. C'est pourquoi nous vous suggérons que, devant une telle situation, vous quittiez la pièce. Ne restez point en présence d'un être qui vous attaque par les mots. Ne tentez point de sauver l'autre. Vous n'êtes point obligé de recevoir l'attaque à travers le chakra de la gorge. Ne permettez point à l'autre de déstabiliser vos chakras par des sons vibratoires et des mots. Toutefois, si vous êtes à enseigner l'amour et qu'une entité devant vous exprime des mots vibratoires transportant la haine, la destruction totale, il serait difficile de quitter, n'est-ce point? La seule façon de vous protéger sera de continuer de parler d'amour. Ainsi, les charges vibratoires émanant de l'autre vous atteindront moins. L'amour est une réelle protection. Maintenez un ton ferme, pénétrant, dans l'amour. Ne tentez point de vous justifier face à une attaque verbale. Ceci serait vous redescendre dans la troisième dimension; au contraire, maintenez votre taux vibratoire en vous élevant dans l'amour. Maintenez la parole d'or. Nous reviendrons plus en détail sur cet outil de protection qu'est l'amour.

Attention! Nous vous invitons au discernement, car derrière le chakra de la gorge qui attaque, se cache un désir de prendre pouvoir par la parole. Le centre d'énergie de la gorge qui lance ses pics, ses épées sur vous, peut à la longue prendre racine dans votre gorge, dans votre cœur, dans votre plexus ou même dans votre conscience et vous déstabiliser, tel que nous l'avons expliqué. Si vous sentez que vous êtes soudainement en présence d'une vibration de doute ou de honte provoquée par l'attaque de la gorge de votre partenaire, ceci est une prise de pouvoir. Le risque est que le partenaire qui attaque peut inconsciemment vider l'énergie de vos propres chakras. Il est urgent que vous vous retiriez ou que vous éleviez votre taux vibratoire par l'amour.

- **Le silence**

Vous avez aussi l'opposé. Il existe des chakras de la gorge affaissés, totalement déstructurés, où la communication est totalement bloquée. La conséquence est que vous n'osez point vous exprimer, vous n'osez point prendre votre place. Vous ne parlez point, vous n'exprimez point vos besoins, vous n'exprimez point qui vous êtes. Vous n'osez point demander, vous n'osez point donner votre idée, exprimer la perception que vous avez de la vie et des choses environnantes. Par le fait même, un tel chakra affaissé pousse l'énergie à entrer en son centre. Cette énergie qui entre à l'intérieur devient destructrice. Elle tourne sur elle-même et active l'autodestruction du centre de la gorge. Votre gorge devient alors cristallisée par des mots, par des vibrations qui aimeraient êtres exprimées par des mots et qui ne le sont point. Cette retenue d'énergie crée un profond déséquilibre de la thyroïde, dirigeant cette glande vers une hypothyroïdie. À l'opposé, si vous crachez constamment du venin par votre gorge, cette répétition risque de créer de l'hyperthyroïdie.

Lorsque le chakra de la gorge a peur, lorsqu'il est fermé, lorsqu'il y a une distorsion par la négation de la parole, par le refus de la communication, par le refus de l'écoute de soi-même, par le refus de partager ou par la défense, les mots portent une vibration différente de l'amour. Les mots peuvent transporter la colère, la négation, le refus, l'absence. Les mots peuvent être une chaîne de mots ressemblant à une diarrhée verbale et ils n'ont plus leur portée. La vibration se disperse, elle s'égare et devient errante. Les mots perdent leur justesse et leur but. Les mots peuvent blesser, les mots peuvent attaquer, les mots peuvent créer un mirage, de la flatterie. Les mots émanant d'une gorge blessée peuvent détruire et semer la peur, le froid dans l'âme.

Le silence aussi peut être fort manipulateur. Vous connaissez tous le silence boudeur de la troisième dimension : le silence qui en dit long, le silence qui blesse. Si vous êtes en présence de ces formes du silence émanant de votre partenaire et que vous êtes fort sensible dans tous vos corps subtils, le silence de l'autre peut être ressenti comme une attaque, comme une marée conditionnelle, comme une façon de déstabiliser les énergies subtiles. Le chakra de celui qui projette le silence ainsi nommé est alors fermé, dans un refus de communication. Nous le répétons, ce chakra devient alors manipulateur, consciemment ou inconsciemment. Il y a tentative de prendre pouvoir sur les événements, les situations de la vie, par le silence. Par le fait même, pour une telle personne, hara (centre du pouvoir) et gorge sont fort reliés. Nous nommons cette dysfonction ainsi : « la gorge qui porte le hara ». Encore une fois, vous n'êtes point obligé de soutenir ces silences, de les porter vibratoirement à travers tous vos corps. Vous pouvez choisir de briser le silence par la parole d'or. Et vous pouvez aussi choisir de quitter la pièce.

Lorsque vous êtes en présence d'un chakra de la gorge fermé, ne soyez point surpris que votre centre de la base soit aussi fermé, ainsi que votre plexus. Nous vous le répétons : les passages étroits dans votre corps (base, plexus, gorge) se ressemblent. Il se peut que vous ayez choisi de fermer votre gorge dans un réflexe de défense, de souffrance, non point dans le but de manipuler, mais bien par crainte, par peur. Vous pouvez être assuré que votre base vivra cette même énergie de fermeture, dans un système de défense : point d'enracinement, peur de la vie, peur des émotions, peur de l'expression.

- **La diarrhée verbale**

En ce moment, sur la Terre, dans votre société, le chakra de la gorge est très fatigué, car il est mal utilisé. Certains d'entre vous épuisent leur gorge par une diarrhée verbale ; cela vous fait-il image ? Cette dispersion de l'énergie sème une forme de confusion. Si vous lisez l'invisible et que vous êtes en présence d'un être qui émane ce bla-bla-bla continuel, vous allez recevoir comme vibration une forme d'agitation, une forme de confusion. La vibration du mot qui émane du corps se loge en tout premier dans le corps éthérique, puis elle continue son trajet dans tous les autres corps pour, par la suite, se rendre jusqu'à l'environnement immédiat. Ces âmes qui tentent de se distraire et ainsi d'éviter la rencontre du cœur, parsèment cette énergie dans leur propre corps. Ils nuisent à la paix et à l'harmonie de leurs corps subtils. Ceci les empêche d'être à l'écoute de leur cœur, à l'écoute de leur conscience, à l'écoute de leur plexus, à l'écoute de leur hara. La probabilité est très grande que ceci soit un signe de non-enracinement. Lorsque la base est solide, le plexus est solide et la gorge est solide, car tous ces passages, ces lieux étroits sont fort reliés.

Une grande majorité d'entre vous négligent l'enracinement, créent une forme de mirage et évitent de se rencontrer par cette énergie émanant de la gorge constamment, constamment et sans cesse. Ceci épuise l'énergie vitale. Pour ces êtres, le plus grand remède est le silence. Le chakra de la gorge que nous venons de décrire est celui où l'énergie s'épanche. Le chakra est vide : perte d'énergie vitale, abus constant des mots sans intention, sans direction, sans vibration ; le chakra s'épanche alors vers les autres centres.

- **Le discours des faux prophètes**

Maintenez une très grande vigilance, un très grand discernement, car le faux prophète utilisera des mots clés pour attirer la foule. Le faux prophète utilisera le mot *amour*, le mot *conscience*, le mot *urgence*, le mot *éveil*, le mot *pouvoir*. Toutefois, ne vous laissez point attirer par le mot seul. Ceci est un jeu de l'illusion. Écoutez la vibration, car cette vibration ne ment point. Cette vibration provient du chakra de la gorge. Cette vibration ne ment point. Le faux prophète pourra utiliser des mots tendres, mais ces mots peuvent être chargés de nontendresse. Le chakra de la gorge ne peut point mentir. L'intention ne ment point. Ainsi, le mot porte la vibration de l'intention. C'est pourquoi il est fort important d'être vigilant et de l'utiliser avec discernement.

Ressentez-vous la vibration d'amour lorsque vous êtes à écouter un discours ? Si vous ne la ressentez point, quittez immédiatement la pièce. Si vous ne la ressentez point, c'est qu'elle n'y est point et qu'une autre vibration vous est transmise. Si cette vibration n'est point une vibration d'amour, serait-elle une vibration de non-amour ? Par le fait même, peu importe le jeu illusoire des mots, cette vibration vous atteint ; elle a pour but de toucher les chakras. Une vibration d'amour aide vos propres chakras, une vibration de non-amour les affecte.

Le faux prophète, le faux maître, utilise les mots qui peuvent vous sembler d'or. Il utilisera les mots qui flatteront votre ego spirituel. Les mots utilisés dans la flatterie ont pour effet de gonfler l'ego spirituel et de l'édifier ; du faux prophète émanera alors des mots du pouvoir, sans la vibration de l'amour, et la parole ne sera point d'or.

Ainsi, soyez vigilant. Ne vous laissez point charmer par le mot. Écoutez la vibration. Écoutez l'intention et vous serez immédiatement renseigné sur ce qu'elle porte. Soyez certain que le mot dirigé dans une intention d'amour, dans l'expression du cœur, dans l'expression de la conscience divine, guérit. Certes, le mot guérit... comme il peut aussi détruire et tuer.

• La parole intérieure destructrice

Le chakra de la gorge n'est point seulement le chakra de la communication extérieure. Lorsque vous choisissez de vivre l'expérience du silence, vous continuer d'entendre des mots. Le dialogue peut se poursuivre avant d'atteindre le silence. Le réel silence intérieur est d'or. Le silence provient du centre de la gorge ; le dialogue intérieur provient des centres de la gorge, du cœur et de la conscience. Lorsque le réceptacle du cœur est ouvert, la gorge communique l'amour. Lorsque le réceptacle de la conscience est ouvert, la gorge communique l'amour avec l'intention dirigée, telle l'action dirigée, telle la communication dirigée.

Ces mêmes mots sont aussi l'expression d'une communication interne, et vous connaissez le pouvoir de la pensée interne, n'est-ce point ? La parole interne dit : « Tu n'es pas assez ! Tu devrais être plus ! Tu devrais avoir honte ! Qui es-tu pour agir ainsi ? Vas te cacher ! Comment peux-tu t'aimer ? Tu ne mérites point l'amour ! Tu ne mérites point d'exister ! ». Le chakra de la gorge est aussi utilisé inconsciemment dans une communication interne, car ces phrases, ces croyances, transportent la voix, votre voix ou la voix qui vous les a induites : la voix d'un des parents, la voix d'un des frères et sœurs, la voix du compagnon, de la compagne, la voix de l'époux. Le cerveau peut répéter cette voix. Cette voix est répétée par l'union du cœur et de la conscience transportant une énergie de non-amour et de non-conscience. Cette voix interne est transmise par le chakra interne de la gorge. Nous appelons ceci la communication interne ou la voix interne.

Questionnez-vous : quelle est la qualité vibratoire de vos voix internes ? Quels sont les messages que vous entendez à l'intérieur de vous ? Quelle est la vibration dans laquelle vous vous reposez à l'intérieur de vous-même ? Êtes-vous en contact avec le mantra de paix qui chante *OM SHANTI SHANTI OM* ou êtes-vous en contact avec : « tu ne mérites point l'amour », « tu ne mérites point d'exister », « tu ne mérites point d'exister », « tu ne mérites point d'exister » ? Soyez vigilant !

Que fait l'être humain lorsqu'il est envahi par ces voix internes d'autodestruction ? Il peut faire silence et être totalement omnibulé par la puissance des vibrations intérieures émanant du chakra de la gorge, provenant de la conscience et du cœur distorsionnés. Ceci sème la destruction de la gorge, entraînant une déstructuration des autres chakras. Il peut aussi réagir par un bla-bla-bla externe, une diarrhée verbale camouflant le dialogue interne de destruction. Ainsi, l'entité peut *bla-bla-blablater* toute la journée pour ne point entendre et éviter de rencontrer cette destruction en lui. Ainsi, tout ce qu'il entend est le bla-bla-bla externe sans signification qui le maintient dans une position d'anesthésie. Toutefois, ceci n'entrave point le mouvement de destruction. Ceci ne fait qu'alimenter superficiellement les oreilles des autres; ceci cache aux autres sa destruction et son désespoir intérieur. Ce bla-bla-bla peut être de l'humour. Vous connaissez des clowns qui sont tristes. Ils font rire. Ils font rire et tout ceci cache la destruction. Ils s'étourdissent de mots. Ceci n'est point l'humour.

- **La parole qui projette**

Vous avez aussi l'autre forme de réaction: destruction interne versus destruction externe. Ainsi, celui qui prend pouvoir sur l'autre par la voix en lui disant: «Tu es un bon à rien», c'est qu'il l'entend en lui. Il entend qu'il est «un bon à rien». Toutefois, comme il ne veut point rencontrer ceci, il dit à l'autre: «Tu es un bon à rien», «Tu n'as point le droit d'exister», «Tu ne mérites point l'amour». Il ne fait que répéter son dialogue interne d'autodestruction.

Le chakra de la gorge est un chakra de communication. Quelle est l'intention de cette communication? Nous vous demandons et nous vous invitons à vous reposer, à chanter un mantra en vous et aussi d'être à l'écoute. Y a-t-il un dialogue interne de destruction en vous? Comment utilisez-vous la communication? Utilisez-vous l'humour qui pique et qui détruit, appelé l'humour noir selon une expression terrestre? Utilisez-vous le silence pour manipuler? Utilisez-vous la parole d'or? Utilisez-vous l'aboiement pour contrôler votre environnement et tenter de prendre pouvoir sur l'autre?

Utilisez-vous les mots du samouraï qui tranche la tête ? Utilisez-vous des mots d'amour qui cachent la haine ?

Ainsi, nous vous invitons à contempler votre chakra de la gorge. Comment ce chakra transporte-t-il l'union du cœur et de la conscience ?

Certes, comme nous vous l'avons déjà dit, si vous êtes bien enraciné, si vous utilisez votre discernement, si vous reconnaissez que les mots émanant de l'autre en face de vous ne portent point une vibration qui vous convient, vous pouvez tenter de vous maintenir en présence de votre force guerrière et ainsi offrir un bouclier d'amour. Vous pouvez aussi choisir de vous retirer. Saisissez-vous cette nuance ? Il n'y a point d'obligation à recevoir un message vibratoire qui ne vous convient point, en tout temps et en tout lieu. Toutefois, si vous vivez cette expérience, serait-ce pour réveiller votre conscience à propos de votre propre communication ? Comment choisissez-vous de communiquer ? Quand choisissez-vous de communiquer ? Épuisez-vous le chakra de votre gorge par une communication non utile ? Par des bla-bla-bla sans fin ? Par un épuisement de l'énergie qui s'y trouve ?

• **La libération de l'expression**

La fonction première du chakra de la gorge est l'expression, la communication de qui vous êtes. Un jour, l'un d'entre vous nous a questionnés à propos du plexus : « Puis-je dire à un autre qu'il me met en colère, que tel et tel geste qu'il pose sème la colère en moi ? ». Nous vous répondons : « Certes ; si l'intention est sans attente, si l'intention est dans l'amour, vous pouvez dire : « *Tu me mets en colère* », sans accuser l'autre. Ainsi la parole sera d'or. La parole qui n'est point d'or, c'est la parole retenue par peur, par besoin de manipuler, celle qui prend pouvoir. La parole qui n'est point d'or, c'est la parole transmise dans un but d'accuser, de distordre, de détruire l'autre.

Ce que vous ignorez, c'est que lorsque vous projetez ces mots, c'est vous que vous détruisez. Si votre but est de semer une fausse vibration chez l'autre et d'utiliser votre parole dans une distorsion de l'énergie de l'amour, qui est le plus blessé, dites-nous ? Vous ! Vous qui transportez cette distorsion, et non point celui qui la reçoit, car celui qui la reçoit peut choisir de maintenir un niveau d'amour tel qu'il ne sera point touché par la distorsion de l'autre.

Nous vous avons parlé des couples qui s'associent au niveau des haras. Vous allez retrouver la même chose pour les couples qui s'associent au niveau du chakra du cœur, tout comme les couples qui s'associent au niveau du chakra de la gorge. Vous rencontrez des couples dont l'un des partenaires porte une gorge fermée et l'autre une gorge vide et ainsi de suite. Ainsi, l'un parle constamment pour l'autre. L'un vit les émotions de l'autre et ainsi de suite. Cela vous fait-il image ?

Lors des enseignements, plusieurs d'entre vous ont demandé : «Que pouvons-nous faire face à l'expression que nous retenons et qui doit être dite ? Que pouvons-nous faire face aux mots qui ont été retenus depuis des siècles et au sujet desquels nous ressentons le besoin qu'ils soient enfin entendus et libérés ?». Nous suggérons que vous osiez dire enfin ce qui a été si longtemps caché. Tout dépend de votre intention. Vous pouvez exprimer ce que vous avez vécu et retenu depuis des siècles à telle et telle âme que vous avez choisi de retrouver après plusieurs vies. Nous le répétons, si vous vous exprimez dans l'amour, si vous vous exprimez sans attente, si votre but est de transmettre le non-dit, non point dans la haine, mais dans l'amour de vous-même et le respect de l'autre, vous pouvez dire. Si vous êtes dans la conscience que vous n'êtes point la victime et que l'autre n'est point le persécuteur, alors vous pouvez dire. Si vous avez atteint ce niveau, c'est que vous avez élevé votre cœur et que vous l'avez guéri. Ainsi, vous pouvez vous exprimer dans cette énergie. Cela est un signe que votre conscience est alignée à la vibration de votre cœur, et vous pouvez exprimer le non-dit dans cette énergie.

Si, par contre, le non-dit n'est point encore transcendé par le cœur, s'il n'est point guéri, et que vous choisissez de transmettre les mots dans la haine et l'accusation, vous allez vous détruire. Nous vous suggérons alors de les écrire sur papier. Videz l'énergie de la haine sur papier. Nous ne suggérons point que vous l'expulsiez vibratoirement devant la mer, sous le chemin de fer, dans la dune de sable, la tête sous une brindille, croyant être seul au monde. Nous ne suggérons point de crier votre haine, nous ne le suggérons point, car ces mots de haine vont blesser vos corps. Vous pouvez hurler votre douleur ; toutefois, choisissez d'assumer la conséquence de ceci. Il y a une nuance entre hurler la douleur qui a besoin de sortir du chakra du cœur, de sortir de la gorge, et crier sa haine en hurlant la charge de sa douleur. Est-ce que vous nous suivez ?

Vous pouvez hurler la haine. Attention de ne point accuser. Certes, le cri peut être nécessaire. Nous avons suggéré à maints d'entre vous de faire sortir le cri, toutefois avec conscience et non point dans un but d'accusation. Lorsque le cri sort réellement dans une intention pure, il n'accuse point. Toutefois, nous savons qu'il existe dans votre société certaines thérapies, dites modernes, où vous accusez l'autre par le chakra de la gorge, dans lesquelles vous laissez émaner le venin. Nous ne suggérons point ceci, car si vous lisez l'invisible, vous pouvez lire les conséquences. Est-ce que vous nous suivez ? Est-ce que ceci vous éveille ?

Ainsi, soyez vigilant. Ne laissez point la haine émaner du chakra de votre gorge. Ne laissez point les mots accuser. Si vous ne pouvez point les retenir et que ceci est vécu, imposez les mains sur votre gorge ou recevez un traitement énergétique. Car la haine que vous avez semée peut agir avec nocivité dans vos corps. Évitez ceci !

Il en est de même avec la haine que vous retenez ; elle agit de la même façon. Libérez-la. Comment libérer la haine qui est dans la gorge ? Élevez l'énergie de votre cœur. Guérissez, utilisez l'énergie de l'amour. Et si la vibration du chakra de votre cœur s'élève, votre gorge va automatiquement se guérir, car l'énergie de vie s'élèvera dans la gorge et guérira les mots de haine. Il n'y aura plus d'accusation. Vous allez choisir d'assumer votre incarnation.

En cette journée, observez votre parole. Transformez-la en parole d'or, non point en flatteries, mais en parole d'or.

Il se peut quelquefois que vous ressentiez le besoin d'exprimer le trop-plein de l'énergie du non-amour de votre cœur.

Nous vous suggérons de libérer cette expression, non point en la projetant sur les autres, mais bien, si cela est possible, en criant dans la nature, libérant la douleur par la gorge, criant, hurlant, laissant sortir les mots qui n'ont jamais été dits, les mots de haine, les mots de colère, les mots de douleur. Il se peut que le matériel du cœur ait besoin de resurgir par la gorge, n'hésitez point, libérez-le.

Toutefois, ne le faites pas en le projetant inconsciemment sur votre chien, sur votre chat, sur votre épouse, sur votre époux, sur vos enfants et ainsi de suite. Laissez la gorge se désintoxiquer dans la nature et par la suite, se guérir par l'énergie de l'amour, par l'intention d'amour qui est l'union du cœur et de la conscience dans une intention de communication.

Si vous ne voulez point communiquer, il n'est point nécessaire de parler. Toutefois, maints d'entre vous vivez votre vie dans le refus de communication ; vous continuez d'utiliser votre gorge pour cracher le venin du cœur et ainsi semer la destruction. Cette forme de communication n'est point la communication dans l'amour, c'est une communication dans la violence. Nous osons vous dire alors de cesser de communiquer. N'utilisez point votre chakra de la gorge, qui est si important, à mauvais escient. Occupez-vous de guérir votre cœur. Occupez-vous de guérir votre conscience, et lorsque vous aurez créé l'intention pure d'amour, alors vous communiquerez.

HARMONISATION

• **La puissance des mots**

Lorsque le maître choisi de livrer la parole d'or, il enseigne. Même s'il ne veut point enseigner, il enseigne, car la parole d'or transmet l'énergie de l'amour. Il guérit, et l'énergie de l'amour guérit. Le silence d'or guérit. Le silence d'or enseigne. Lorsque vous choisissez de transmettre la parole d'or, vous vous guérissez vous-même, car la vibration qui émane dans tous vos corps, transportée par le mot, est une vibration d'amour. Elle ne blesse point votre corps éthérique. Elle ne blesse point votre corps émotionnel. Elle ne blesse point le corps mental et ainsi de suite. Tout au contraire, elle les nourrit. C'est pourquoi la parole d'or élève ; elle élève le taux vibratoire de votre cocon de lumière, elle élève vos vibrations. Elle est une musique d'amour à l'oreille interne et à l'oreille externe. Et par le fait même, la parole d'or qui émane de vous calme votre système nerveux central. N'est-ce point merveilleux ? Ainsi, vous vous autoguérissez.

Le silence d'or apaise votre glande thyroïde. Par le fait même, il agit sur le thymus, sur toutes les autres glandes du corps et rejoint ainsi la vibration de la pinéale. Le silence d'or crée la réceptivité à la vibration de la conscience. Ceci est le silence d'or. Dans le silence d'or, il y a une émanation intérieure qui calme tous les organes internes, toutes les glandes, et qui harmonise. Il y a aussi une émanation extérieure qui provient du silence d'or, car il est l'amour. Et cette onde se transmet à tous les corps des autres autour de vous. Vous pouvez ainsi utiliser votre gorge, votre chakra de l'expression pour vous guérir.

Certes, les mots ont une puissance. Le mot *amour* a une puissance. Cette puissance peut être amplifiée par la vibration qui transporte le mot, le ton de la voix, l'attitude corporelle. Si vous calculez les lettres ou si vous comptez les chiffres que le mot amour exprime, tout ceci est fort symbolique. Ainsi, le mot *pur* transporte une vibration, il a sa propre puissance. La même chose pour le mot *love*. La même chose pour le mot *peace*. La même chose pour le mot *amor*. Ainsi, dans toutes les langues, les mots ont leur puissance, et cette puissance peut être utilisée pour construire ou pour détruire. Elle peut être utilisée pour élever les vibrations d'une salle, élever les vibrations des êtres s'y trouvant, élever les vibrations du pays, élever les vibrations du site où vous transmettez les enseignements et ainsi de suite.

Lorsque vous transmettez un enseignement, votre voix transporte-t-elle la vibration de l'enseignement? Car ce n'est point seulement ce que vous dites, mais bien l'intention que vous transportez dans la vibration verbale, l'intention qui émane de votre chakra de la gorge qui est le réel enseignement. Certes, pour votre ego, les mots sont importants, car les mots créent une association entre le cerveau gauche et le cerveau droit. Les mots peuvent créer une association de joie. Les mots peuvent aussi créer une association de douleur. Toutefois, votre voix d'amour saura transcender cette douleur. Lorsque vous dites aux autres: «Réveillez-vous», les mots «réveillez-vous» font image, n'est-ce point? Celui qui entend *réveillez-vous* se dit: «Suis-je endormi?» Et soudainement sa conscience s'éveille par les seuls mots *réveillez-vous*. Toutefois, c'est différent si vous dites «Réveillez-vous» d'un ton très bas et si vous dites «Réveillez vous» d'un ton plus dynamique. Ainsi, la voix transporte l'intention. La gorge, le chakra, la fonction même de ce chakra transporte l'intention. Lorsque le maître enseigne, chaque mot porte une intention.

Lorsque le maître agit, chaque action est juste; le maître sait pourquoi il pose tel ou tel geste, car le geste est dirigé dans une intention et cette intention est l'amour. La même chose pour le mot. Le mot est un geste. Le mot est souvent accompagné du geste, de la gestuelle et de l'intention. Et le geste exprime l'intention. Et le mot transporte la vibration. Tel est le pouvoir du chakra de la gorge: la transmission verbale.

Le chakra du maître choisit constamment ses mots, car ses mots portent l'intention.

Dans le chakra de la gorge tout comme dans les autres chakras, vous pouvez retrouver de tout. Le maître qui vit dans la quatrième dimension, et encore plus le maître qui vit dans la cinquième dimension, est constamment conscient des mots et de la vibration qu'il choisit de transporter à travers son langage. Son langage et sa parole servent. Il n'y a point de parole inutile qui distrait l'énergie de la vie. Il y a la parole qui sert. Et si la parole n'est point nécessaire, il y a le silence, non point le silence boudeur plutôt grisâtre qui n'est point de teinte vibratoire or, mais bien le silence réel... le silence d'or. Le maître sait quand utiliser la gorge, les mots, la voix, le geste, l'attitude propice à la communication. Ceci est un chakra de la gorge transportant l'intention, souple, s'adaptant à l'énergie de la conscience, s'adaptant à l'énergie du cœur liée à la conscience.

Le maître est constamment aligné sur l'intention: l'intention de l'action juste, l'intention dans sa relation avec la Terre, l'intention de ses émotions, l'intention de son cœur, l'intention de sa communication verbale, l'intention d'amour. Le maître n'utilise point sa gorge pour du «piap, piap, piap», accompagné de gestes «piap, piap, piap», qui ne nourrissent point le cœur. Les gestes, les paroles du corps sont aussi expression. Comme le maître veut consciemment et constamment se nourrir de l'énergie divine, les mots et les attitudes inutiles ne transportant point une intention d'amour, de paix, de sérénité ne sont point émis ni dirigés impunément vers l'autre.

- **Le Verbe créateur**

Nous pourrions réciter des litanies, n'est-ce point? Ces mots que vous affirmez constamment sont le Verbe, ils sont la Parole qui prend forme, car vous êtes constamment habité de la force de la Kundalini. Vous êtes constamment habité de la force spirituelle. Vous portez constamment la puissance de la manifestation, même si vous avez l'impression de ne point manifester et de ne point créer. Vous êtes constamment dans la force créatrice. Comment utilisez-vous cette force? Le Verbe est création, le Verbe est créateur. Ainsi, avec les mots que vous utilisez, vous créez la forme, le contenu énergétique de ces mots. Vous en créez l'énergie. Vous manifestez l'énergie de ces mots, et ces mots manifestent l'énergie. Ces mots prennent forme dans la matière. Vous êtes constamment à spiritualiser la matière; dans quelle forme toutefois? Dans la création ou dans la destruction? Celles-ci sont la même vibration. L'énergie kundalinique peut détruire, si vous lui donnez l'impulsion de détruire. Si vous lui donnez la direction, l'intensité, l'intention de construire, cette énergie agira dans ce sens. Saisissez bien que l'énergie kundalinique, la force vitale qui est en vous, est inconditionnelle, elle est universelle, elle ne juge point.

Si vous vous dites: «Je ne suis pas bon, je suis un nul, je n'y arrive pas», etc... vous créez cela dans l'énergie, et vous le manifestez. Si vous dites de la même manière: «Je veux une super maison, des hectares de terrain, et je n'y arrive pas, même au bout de vingt ans». Que se passe-t-il? Lorsque vous affirmez que vous êtes ceci et cela, vous affirmez: «Je suis ceci», n'est-ce point? Si vous affirmez «Je veux ceci et cela», vous n'affirmez point «JE SUIS» cette maison et ces hectares. Si vous affirmiez: «Je suis cette maison et ces hectares», vous pourriez les manifester!

Si vous utilisez la pensée positive, vous pouvez la dire, vous pouvez la ressentir et même croire à cette pensée: «Je suis lumière. Je suis Divin. Je suis homme et femme. Je suis amour». Cette pensée prendra chair dans l'énergie que vous lui portez; telle est la puissance de l'affirmation. Toutefois, soyez prêt à recevoir la désintoxication qu'entraînera la pensée «Je suis amour». Tout ce qui n'est point amour se questionnera, car vous affirmez «Je suis amour». Il est important de vous questionner. Quelle est la responsabilité émanant de cette affirmation? Quel est le but de cette affirmation pour vous-même? Est-ce une répétition sans conscience? Est-ce une parole dans la conscience? Comment dirigez-vous la force spirituelle lorsque vous dites: «Je suis Dieu»? Est-ce une parole qui ne porte point l'énergie? Est-ce une parole qui porte l'énergie?

Qui choisit l'énergie que porte la parole? Vous-même, la conscience qui vous habite, l'union du cœur et de la conscience. Ainsi, si vous dites: «Je suis amour» dans la conscience, vous êtes prêt à assumer tout ce qui n'est point amour en vous et qui resurgira par la désintoxication apportée par la parole créatrice. Si vous dites: «Je suis amour» parce qu'un livre vous demande de le dire, parce que cela est à la mode et qu'on vous promet la délivrance ou que vous serez sauvé, l'intention n'est point nécessairement la même. Toutefois, attention! Même si vous ne portez point votre conscience dans *Je suis amour*, «Je suis amour» existe. Ce sont des mots qui portent une vibration. Vous pouvez devenir conscient et vous associer à cette vibration ou vous pouvez ne point vous associer à la vibration et la répéter mécaniquement.

Les deux choix auront une répercussion. Nous suggérons que vous soyez maître de la parole. Est-ce que vous saisissez la nuance? Vous pouvez dire: «Je ne suis point bon», et le répéter dans un réflexe conditionné. Dès que vous pensez à l'action, la pensée «Je ne suis point bon» revient. Cette pensée vous habite, vous vous y êtes habitué et vous l'exprimez. En la répétant et la répétant, vous la manifesterez. Il est différent de dire avec émotion: «Je ne suis point bon», car alors vous faites circuler la vibration dans la gorge. L'énergie circule alors et crée moins de charge. Vous en devenez conscient. Les deux paroles ont un impact. Il en est ainsi, la parole sans émotion a un impact, la parole avec émotion a un tout autre impact. Toutefois, les deux touchent. Les deux manifestent, car le verbe est créateur.

Nous vous avons déjà transmis l'importance d'unir cœur et conscience; le résultat de cette union est l'intention d'amour. Cette intention d'amour se manifeste à travers la parole d'or. Les mots sont vibratoires. Nous vous avons dit qu'un être humain peut dire «Je t'aime» et vous entendez «Je te hais». Cela est fort vrai. Les mots sont vibration. Toutefois, le faux prophète utilise des mots qui vont flatter. Ce qui est plus important que les mots, c'est l'intention derrière les mots vibratoires. L'intention provient du cœur, et si le cœur et la conscience sont unis, l'intention sera ressentie. L'intention provient de l'union du cœur et de la conscience. L'intention émet la vibration qui sera transportée par les mots.

Il y a une différence entre la parole exprimée avec émotion et la parole non soutenue par l'émotion.

L'émotion est l'énergie en mouvement. La parole est l'énergie en mouvement. Si vous y associez l'émotion à la parole, vous associez l'énergie à l'énergie. Et la parole devient habitée. L'émotion habite tous vos chakras, car l'émotion est l'expression de la vie. Lorsque vous passez à l'action dans le chakra du hara, lorsque vous posez un geste et que vous posez le geste juste, que ce geste soit l'expression de votre passion, l'expression de votre alignement.

Par le fait même, le geste vibrera; il y aura une émotion qui accompagnera le geste, l'énergie en mouvement. Le geste créateur n'est point froid. Il est habité, comme la parole peut être habitée ou non. Les deux ont un impact. La parole qui est habitée agit dans sa puissance. Elle est habitée de l'intention, de la passion du cœur. L'intention provient de la force spirituelle, de l'alignement du cœur et de la conscience à travers la parole.

Nous vous suggérons, en cette journée d'amour, d'utiliser le chant à maintes reprises, même à travers votre sommeil, à travers votre repos. Vous pouvez chanter intérieurement, c'est la communication intérieure. Et vous pouvez chanter extérieurement, c'est la communication dirigée vers le monde externe. Comment guérir le chakra de la gorge ? Par le chant, le chant divin, le chant sacré, le chant répétitif, le mantra exprimant l'énergie de la force sacrée, l'énergie de la divinité.

Le chakra de la gorge est l'expression du cœur, il n'est point le cœur. Il est la communion, dans la parole, entre le cœur et son affirmation. Sa présence en mots, en vibration dans l'univers extérieur, intérieur. Il est aussi la présence de la conscience, mais il n'est point la conscience. Vous pourriez dire que le dialogue intérieur que vous tenez avec vous-même, tout ce blablabla que vous vous racontez, vous pourriez dire que c'est la conscience. Nous vous disons : non point ; c'est l'expression de la conscience. Certes, la gorge est sous l'influence de la conscience, mais elle n'est point la conscience. Souvenez-vous !

EXPLORATION ET PRATIQUE

En cette journée, nous vous invitons à vous amuser. Nous vous invitons à retrouver quels sont les mots spontanés que vous utilisez constamment ? Quelle est l'expression que l'on reconnaît comme vôtre ? Combien de fois par jour dites-vous : « O my God ! » ? Combien de fois par jour dites-vous : « C'est incroyable ! » ?

Questions :

– Première étape

Quelles sont vos expressions préférées qui ne sont pas conscientes, mais que vous répétez sans cesse ? Quelle est leur signification ? Quel est le sens derrière cette vibration que vous répétez, répétez et répétez dans l'inconscience ?

- Seconde étape

Quelle est la parole qui est vôtre? Votre parole est-elle blessée? Ceci vous renseignera sur votre chakra. Votre parole est-elle une plainte? Attention! Lorsque nous disons *paroles*, nous disons l'ensemble des mots qui deviennent phrases et qui deviennent votre discours. Quel est le discours que vous tenez habituellement? Ce discours est-il totalement mental, coupé de toute émotion? Ce discours est-il chargé d'émotion? Ce discours est-il une complainte face à Dieu, face à l'univers et aux autres? Ce discours est-il un enseignement constant que vous donnez aux autres, vous qui savez tout? Ce discours est-il l'expression d'une douleur cachée? Ce discours est-il une défense face à l'énergie de votre cœur et de votre conscience?

- Troisième étape

Quelle est votre relation avec votre gorge? Aimez-vous votre gorge? En prenez-vous soin? Vous offre-t-elle de la douleur régulièrement? Comment êtes-vous en relation avec ce centre d'énergie fort important? L'énergie de ce chakra gère totalement votre thyroïde qui est certes une glande qui est commandée par les glandes de votre cerveau, qui elles, viennent des chakras supérieurs, qui viennent directement des glandes supérieures, dans la conscience, dans la couronne. N'oubliez point la relation de la thyroïde avec les surrénales, car lorsque les chakras de la base et du hara se vident soudainement et que les surrénales chutent dans leur énergie, immédiatement la thyroïde se déséquilibre. Elle ne vibre plus dans le réceptacle de la gorge de la même façon; elle est tiraillée d'un côté, puis de l'autre, jusqu'à l'épuisement, car il n'y a plus de base, il n'y a plus de solidité.

Nous le répétons, la gorge harmonisée se repose dans tous les autres chakras. Elle ne s'épanche point, elle se repose, elle peut s'asseoir, être dans l'assise de son réceptacle et ainsi s'harmoniser totalement. Votre gorge vit alors dans l'amour. Elle existe. Lorsqu'il y a tension, vous le vivez vous-même, vous le ressentez, lorsqu'il y a tension dans la sushumna, dans le canal, là où il y a resserrement, la sushumna s'étrangle, se resserre. La base se resserre, le plexus se resserre, la gorge se resserre et vous avalez (réflexe de déglutition); vous avalez, dans le resserrement, les émotions et l'énergie qui tentent de monter. Le réflexe est alors de les faire redescendre jusqu'à perdre la voix, n'est-ce point merveilleux?

Et lorsque la gorge s'étrangle, l'énergie ne monte point jusqu'au au crâne ou l'énergie du crâne ne peut point descendre. Les conséquences sont les maux de tête, des maux de tête jusqu'aux migraines, car vous recevez des plans supérieurs de conscience. Vous recevez. Vous êtes des antennes célestes et vous recevez aussi de l'inconscient collectif, et il est fort possible de charger le lac d'énergie du crâne.

Lorsque vous entrez dans des lieux et que la vibration d'un lieu est chargée, vos antennes célestes reçoivent la charge. Si la gorge est serrée, l'énergie ne peut point descendre et être analysée par le cœur, analysée par le hara ni enracinée par vos racines. Elle se maintient en haut et vous développez des douleurs à la tête, des douleurs aux yeux et des douleurs à la gorge. Quelle est votre relation avec votre gorge? Quelle est l'hygiène que vous donnez à ce chakra?

– Quatrième étape

Êtes-vous conscient du langage de votre cœur? Comment ce langage se vit-il par la gorge? Est-il retenu? Avez-vous retenu le cri, n'osant point perturber les autres, n'osant point exprimer votre douleur, n'osant point exprimer le choc, n'osant point exprimer la blessure de peur de bouleverser le confort, la sécurité? Avez-vous retenu le cri et, par le fait même, créé la tension profonde de la gorge et le déséquilibre de la glande qui y est associée?

Comment portez-vous le langage de votre cœur? Êtes-vous capable d'affirmer, de dire les besoins du cœur? Et si vous le faites, comment le faites-vous? Demandez-vous dans la colère? Demandez-vous dans la tension ou dans la simplicité? Demandez-vous dans l'amour? La gorge est l'affirmation, la communication, la transmission du langage du cœur et du langage de la conscience unis à travers la gorge. Ainsi, comment vous affirmez-vous? Comment utilisez-vous la gorge dans l'expression des besoins du cœur et dans les besoins de la conscience?

En terminant cette lecture, contemplez comment vous avez utilisé le chakra de votre gorge jusqu'à maintenant. Quels étaient les conditionnements dans votre famille? Y avait-il une identité dans les mots portés par les membres de votre famille? Les mots d'amour étaient-ils permis ou devaient-ils être bien scellés? Les mots de haine étaient-ils permis ou devaient-ils être bien scellés? Quelle parole, permise dans votre famille, avez-vous choisi de recréer? Quelle est la parole que vous utilisez maintenant?

PRATIQUE DES SONS

Nous allons maintenant vous guider dans l'exercice de sons qui vont éveiller la gorge, ce chakra, ce centre d'énergie de la parole d'or, des sons qui vont stimuler, dégager les cristallisations, entraîner une purification. Ces sons, nous vous invitons à ne point les utiliser seulement par le chakra de la gorge, mais bien de vous recentrer et d'aller retrouver l'assise du hara; par le fait même, vous pouvez déposer vos mains sur votre ventre pendant que vous laissez émaner ces sons. Veuillez bien les entendre pour pouvoir les porter.

EXERCICE :
sons qui éveillent la gorge et tous les autres chakras

Nous allons débuter avec une voyelle, la voyelle du cœur qui est le son A. La voyelle A, voyelle du cœur. Aaaaaaaaaaa... Laissez tout l'appareil buccal épouser le A. Aaaaaaaaaaa... Aaaaaaaaaa...

Et maintenant, le È, son de la gorge. Ne forcez point la gorge, laissez le È être porté par le chakra de votre gorge. Observez le nettoyage, la désintoxication. Èèèèèèèèèèèè... Èèèèèèèèèèè... Èèèèèèèèèè... Ce son ouvre le chakra lunaire, laissez-le s'ouvrir. Èèèèèèèèèè...

Et maintenant, nous vous dirigeons vers le É qui ouvre le chemin de la gorge vers la conscience. Ééééééééé... Ééééééééééé...

Et maintenant, le son de la conscience, la voyelle I. Iiiiiiiiiiiiiiiii... Laissez vibrer, laissez épouser... Épousez le son, la voyelle. Iiiiiiiiiiiii... Et à nouveau, ouvrez ce lac vibratoire. Iiiiiiiiiiiiiii... et encore une dernière fois, sans forcer. Iiiiiiiiiiiii... Nous vous remercions.

En cette journée d'amour et de lumière, nous vous invitons à être conscient de la parole, des mots qui sont pure vibration et que vous allez vivre en cette journée. Mots envers vous-même, mots envers les autres. Quels sont les mots que vous utilisez pour communiquer ? Comment communiquez-vous verbalement ? Êtes-vous dans le cœur, êtes-vous dans la conscience ? Est-ce que chacun des mots que vous utilisez a sa portée juste ? Est-il dirigé ou est-il simplement lancé ainsi, dans l'errance ? Nous vous invitons à cette prise de conscience. Nous vous invitons aussi, en cette journée, au moment que vous choisirez, de répéter ces sons encore une fois qui sont le A du cœur, le È de la gorge et de l'ouverture du chakra lunaire, le É qui est le passage de la gorge à la conscience, le I, l'ouverture de la conscience.

Nous vous remercions. Que la Source vous accompagne !

Chapitre 8

Le chakra de la conscience

PRÉSENTATION

Le chakra de la conscience prend ses racines dans le chakra de la couronne. Il se nourrit des plans célestes, de l'énergie de l'amour à travers le cœur et de la terre à travers tous les autres chakras inférieurs. Il est urgent que vous enraciniez votre conscience, car sans cet enracinement, comment pouvez-vous agir sur cette planète?

Il n'est plus le temps des mystiques désincarnés, des mystiques habitant les hautes montagnes, cachés dans leurs grottes. Il n'est plus le temps de ceci. Certes, il y a des humains qui choisissent cette voie, qui choisissent de fuir dans les plans mystiques, coupés de l'énergie de leur hara. Nous respectons ce choix. Toutefois, votre planète a un urgent besoin de mystiques incarnés qui savent utiliser la puissance de leur hara tout en maintenant un haut niveau d'élévation de la conscience.

La conscience est un chakra très important, car la conscience élève tous les autres chakras dans l'espace de la divinité. Il est fort important de communiquer avec sa conscience et de l'enraciner consciemment dans les chakras inférieurs à travers l'énergie du cœur. Tout comme le hara est un lieu de transcendance de l'action, tout comme le cœur est un lieu de transcendance de l'amour, la conscience est un lieu de transcendance de la divinité. Grâce à votre conscience, vous pouvez alimenter le chakra de la base et élever l'énergie kundalinique émanant de la base dans tous vos chakras. Grâce à l'utilisation du chakra de la conscience, vous pouvez transcender l'énergie de vie, l'élever et l'utiliser dans une action juste, une action d'amour, une action divine.

Le chakra de la conscience se nourrit des plans célestes. Il est totalement influencé par ces derniers.

Le chakra de la conscience sain est constamment en communication avec les mondes subtils et le monde intérieur de la réceptivité à sa propre divinité. Ainsi, la conscience est aussi un cœur, le cœur de la divinité. Le chakra de la conscience d'un maître est en communication avec tous les chakras de la conscience de la planète Terre, avec tous les chakras des humains. Ce maître ne tente point d'imposer son pouvoir dans la conscience de l'autre, non point, non point. Tout au contraire, il tente d'aider la conscience de l'autre à reconnaître sa propre divinité et ce, à travers l'énergie de l'amour, à travers l'énergie de l'action juste et consciente.

Lorsque la conscience est coupée du cœur, vous risquez de vous retrouver tel un « voyant » qui possède de grands dons de voyance, mais qui les utilise dans un jeu de pouvoir. Lorsque la conscience est coupée du hara, vous retrouvez des individus qui vivent de grandes expériences mystiques pour l'évolution de leur âme, mais qui n'arrivent point à communiquer leur action dans le monde parce qu'ils sont totalement déracinés.

LOCALISATION

Le chakra de la conscience porte trois niveaux de conscience. Cependant, il n'y a point de niveaux supérieur, moyen ou inférieur. Ceci n'existe point.

Vous êtes assis à la fois dans les trois niveaux de la Conscience. Nous vous invitons par le fait même à habiter votre conscience et à la contempler.

Ce chakra, le centre d'énergie de la conscience, est le siège de la Divinité dans votre corps physique, dans votre temple. Cette Divinité est dans chacune de vos cellules physiques et de vos corps subtils. Tout comme le puits d'amour universel repose dans le cœur, dans la conscience repose le centre de la Divinité, le siège de votre Divinité.

La porte du chakra de la conscience est logée entre les arcades sourcilières. Le cœur du chakra est logé dans le centre de votre cerveau, de votre crâne, là où se trouve cette glande appelée la perle bleue, la pituitaire.

Lorsqu'elle est illuminée, lorsqu'elle s'éveille à la Conscience christique, lorsqu'elle s'éveille à la conscience de sa Divinité, la pituitaire devient aussi le siège de la Couronne, et elle est le point de départ des racines célestes.

Vous avez aussi la glande hypophyse, appelée *l'œil du serpent*, qui est dans l'ouverture ou la fermeture. Elle peut être stimulée ou non stimulée. Elle est en relation directe avec le troisième œil. À l'intérieur de la conscience, le troisième œil est la porte d'ouverture aux capacités psychiques. L'hypophyse est le siège des capacités psychiques, elle n'est point le siège de la conscience.

Vous avez le troisième niveau de la conscience qui est le chakra lunaire, *la porte arrière*, en relation directe avec le cerveau ancien, l'hypothalamus, le système nerveux central, l'équilibre des nadis, l'équilibre des systèmes sympathique et parasympathique.

Dans votre temple, où sont logés ces trois niveaux ? Dans votre temple, où est logé le siège de la conscience, le site de la Divinité ? Contemplez.

Accompagnant ces trois niveaux d'énergie subtile et habitant votre conscience, vous retrouvez l'ouverture ou la non ouverture aux capacités psychiques et à la Conscience divine. Vous retrouvez aussi l'ouverture ou la non ouverture à la conscience ancestrale qui, elle, est plutôt reliée au chakra lunaire.

Lorsque nous vous demandons : « Habitez-vous votre conscience ? », lorsque nous vous disons : « Amenez la conscience dans le cœur, dans le hara ou dans tous les autres chakras », nous vous parlons du siège de la Divinité, de la possibilité de vivre la perle bleue, de l'illumination de cette glande, de l'illumination du siège de la conscience, là où, soudainement, l'entité se souvient qu'il n'y a plus de séparation, qu'elle est un avec Dieu.

Certains d'entre vous habitent le premier niveau de la conscience, qui est le développement des capacités psychiques, et ils s'arrêtent là. Ils ont le 3e œil développé en surface ; ils sont capables de voyance, de communications télépathiques, de communication hors Terre, extraterrestre. Ils sont capables de ressentir les vibrations ; toutefois ; ils n'ont point ouvert leur conscience. Pour de multiples raisons que vous rencontrez sur la planète Terre, ils n'ont point percé le voile de la conscience. Il est fort aisé de développer ses capacités psychiques. Il existe même des séminaires, des cours, des études universitaires à cet effet. Il est fort aisé d'ouvrir la première porte de la conscience et d'aller stimuler le premier niveau, là où réside l'ouverture aux capacités dites psychiques. Toutefois, unir la conscience au cœur exige de vous la conscience de la conscience.

La fonction même du chakra de la conscience est la reconnaissance du divin et la perception altérée, la vision seconde. Toutefois, nous ne parlons point des capacités de voyance. Nous parlons de la capacité d'élever la vision de sa propre réalité. Ceci est la fonction même de la conscience.

La fonction du chakra de la conscience est l'élévation. Certes, vous pouvez vous élever (élever votre taux vibratoire) en étant coupé de tous les autres chakras ; nous ne vous le suggérons point. Vous pouvez vous élever en vous associant au cœur et ainsi, par le cœur, transcender tout ce qui doit être transcendé. Le chakra de la conscience est un chakra très important, comme tous les autres. Sa localisation est fort stratégique, car il se situe juste avant la couronne. La couronne est la porte qui s'ouvre aux racines célestes. Ainsi, s'il n'y a point d'élévation, vous ne pourrez point prendre cette porte. Cela vous fait-il image ? Vous pouvez certes prendre la porte, toutefois, si vous vous coupez de tout les autres chakras, il n'y aura point de retour.

Le hara est le centre de l'action juste, la conscience est le centre de l'action divine, de l'élévation, et le cœur est le centre de l'action d'amour. Ces trois chakras sont les réceptacles d'une puissance qui maintient et nourrit la vie.

Le chakra de la conscience se nourrit directement dans les racines célestes. Le chakra de la conscience se nourrit de la base et de sa force kundalinique, car il n'y a point de séparation entre les chakras. Il se nourrit de l'énergie de la base qui circule dans la sushumna. Toutefois, le chakra de la conscience, de par sa localisation tout en bas de la porte céleste qu'est la couronne, se nourrit surtout à l'énergie céleste.

Lorsque le maître harmonise ce chakra et sait l'utiliser, il parvient à l'élévation de la conscience, il parvient à la conscience élargie, il parvient à la supraconscience ; il est aisé pour ce maître de voir constamment le monde dans sa grandeur, dans sa beauté. La conscience permet l'élévation. La conscience permet au maître ou à l'âme incarnée de changer de dimension. La vie qui y séjourne est une vie très affinée, très raffinée, car elle est directement reliée au chakra de la couronne et à la vie céleste.

Il est urgent que vous, qui habitez la planète Terre, utilisiez votre chakra de la conscience, développant votre conscience, en l'ouvrant, en l'élargissant, en développant votre supraconscience, l'élévation, le désir d'aller au-delà de tout, en accueillant ce qui est.

Ainsi, le réceptacle de la conscience est un haut lieu de transcendance vous permettant, lors d'une difficulté, d'un malaise, d'un inconfort, d'une maladie, peu importe la situation, d'observer ce qui arrive d'un point de vue élevé, d'un point de vue céleste, d'un point de vue d'amour. Ainsi, votre âme peut transcender, transmuter, comprendre et assumer son incarnation.

Imaginez une âme incarnée qui est coupée de sa conscience et qui ne vit que dans les chakras associés aux plans terrestres. Cette âme vit sa vie sans élévation, dans une forme de coupure d'avec son essence. L'âme qui ne contemple que la Terre risque de se perdre dans les activités terrestres, dans la matérialité. Sa vie a alors perdu de son sens ; cette âme oublie que le Ciel existe, elle oublie qui elle est. Maints événements peuvent se manifester à cette âme et elle s'écroulera sous le poids des ces événements, n'arrivant point à voir la dimension plus grande liée à chacun des événements qui se présentent. Telle est l'action de la conscience. La conscience communique aux mondes extérieur et intérieur une vision élargie de la réalité terrestre, une vision divine, une vision élevée, une vision céleste.

LIEN AVEC LES AUTRES CHAKRAS

Lorsque vous pouvez vous asseoir dans votre conscience et maintenir l'élévation de vibration nécessaire, il est aisé d'atteindre un état de très grande stabilité intérieure. Pour cela, il faut que le réceptacle terrestre, le hara, soit aussi en communication directe avec la conscience. Vous ne pouvez point vous élever dans votre conscience et atteindre la quiétude, l'état de contemplation intérieure, l'état d'élévation, si votre hara est vide ou si votre hara est rigide. C'est pourquoi nous vous parlons du chakra de la conscience sans oublier les autres chakras. Les trois réceptacles que sont le hara, le cœur et la conscience sont fort liés. Vous nous avez souvent entendu parler de ces trois points de relais. La solidité du hara, la force guerrière souple du hara, la force du cœur et la force de la conscience... Lorsque ces trois réceptacles sont liés, alignés, vous pouvez vivre l'illumination. Sans la connexion et la solidité de ces réceptacles, l'être qui vit un instant d'illumination peut s'y perdre.

Certes, vous pouvez habiter la conscience sans vous connecter aux autres chakras, en les niant, mais vous allez vivre la folie. Nous ne disons point que ceci est mal ou que ceci est bien. Toutefois, cette fin de siècle et cette fin de millénaire n'ont point besoin de fous mystiques ni de mystiques fous. Les mystiques se doivent d'être fort incarnés. Sans conscience, vous ne pouvez point vous élever. Vous pouvez vous élever dans l'énergie d'amour, mais si vous niez votre connexion au ciel, vous ne pouvez point changer de dimension. Il vous faut l'énergie du chakra de la conscience pour vous aider à quitter la troisième dimension et vous amener dans la quatrième, pour vous aider à quitter la quatrième et vous élever dans la cinquième, car le chakra de la conscience donne la vision.

Lorsque vous contemplez la Terre, que voyez-vous ? L'harmonie, la vision élargie, la paix, la vie en couleur, la beauté inconditionnelle incommensurable, la Terre, le ciel et la mer, l'immensité, la sérénité, la disponibilité, l'ouverture, la profondeur, l'intensité, la chaleur. Ouvrez votre cœur ! Ouvrez-le, ouvrez votre cœur. Vous êtes dans la conscience et vous pouvez vivre votre vie en ayant cette vision, dans l'espace de votre contemplation intérieure et extérieure. Imprégnez-vous de cette vision, fusionnez avec elle, et vous y êtes.

Ainsi, ce chakra est fort important. Il vous aide à quitter la dimension de la victime, du persécuteur, du sauveteur. Il vous aide à quitter l'attraction terrestre. Il vous aide à vous élever au-delà de la douleur, au-delà de la souffrance, au-delà du manque, au-delà du sentiment d'abandon, au-delà du sentiment de rejet, au-delà de la vie. Et qu'existe-t-il au-delà de la vie? La vie du divin! La vraie vie!

Comprenez bien... ce n'est pas que vous n'êtes point dans la vraie vie, maintenant. Vous êtes dans la vraie vie. La vie terrestre est comme la vie céleste, et la vie céleste est comme la vie terrestre. Il n'y a point de séparation et ce chakra est le chakra de la non-séparation. Tel est l'enseignement du chakra de la conscience. Il n'y a point de séparation. Il n'y a que l'union, que la fusion. Dans ce chakra, vous pouvez vous fusionner totalement à Dieu... totalement. Ce chakra est le chakra de l'expérience divine, car il est aussi empli d'amour, car Dieu est amour. Dieu est Amour. Dieu est amour.

Vous possédez la beauté et les qualités pour vivre votre vie tel un maître, car vous êtes un maître. Vous êtes la beauté incommensurable. Vous êtes la grandeur, l'immensité, la profondeur, l'intensité, la chaleur. Vous êtes l'ouverture. Vous êtes divin.

Habitez votre conscience. Utilisez ce chakra. Servez-vous de ce chakra. Demandez-lui d'agir. Demandez-lui quotidiennement de vous aider à maintenir un regard intégré, un regard élevé, un regard d'amour sur tout ce que vous touchez. Et soudainement, vous retrouverez le souffle. Et soudainement, vous retrouverez l'énergie nécessaire pour vivre votre vie, pour vivre l'élévation de cette fin de siècle, pour vivre l'enseignement que vous avez à transmettre, pour vivre le maître. Consciences, éveillez-vous!

Ce chakra est le siège de l'expérience mystique. Ce chakra est le siège de la vision. N'ayez point peur de l'expérience mystique. N'ayez point peur de la vision. N'ayez point peur d'exploiter votre conscience tout en maintenant votre enracinement, car l'expérience mystique vous enseigne. L'expérience mystique vous fait vivre l'expérience de Dieu. Et n'ayez point peur de Dieu. N'ayez point peur de la vie divine. N'ayez point peur de la vie. La vie est Dieu. La vie est la Source. Allez puiser l'énergie dans votre conscience.

DYSFONCTIONS

Maintenant, nous allons vous enseigner qu'il y a des humains qui siègent dans leur conscience en n'utilisant point l'énergie divine. Ils utilisent l'énergie de l'ombre. Ceci est un choix conscient. Ceci n'est ni bien ni mal : ceci est. Tout ce que nous venons de vous enseigner, ils l'utilisent dans la non-lumière. Toutefois, la lumière est toujours existante dans leur conscience, soyez-en certain. Certains ne veulent point la voir, car ils se sont déjà fâchés contre Dieu. N'oubliez point que ce chakra contient les mémoires de vos batailles contre Dieu, de votre résistance au divin, de votre colère contre le divin, de votre accusation portée à la Source, de maints procès que vous avez entretenus avec Dieu, du sentiment d'abandon. «Dieu m'a abandonné!» ... ceci est dans votre conscience.

C'est pourquoi il est urgent que vous guérissiez les mémoires de votre conscience. Ces mémoires non guéries entraînent certains humains à tourner le dos à Dieu, à ne point reconnaître la lumière de leur conscience et à utiliser la force de ce chakra dans une vision destructrice de l'humanité et de la Terre.

Ainsi, ces êtres peuvent dire : «Nous allons utiliser la force de cette vision pour détruire!». Vous savez que l'ombre existe sur la Terre. Cette ombre est vécue par des humains. Ces humains utilisent leur chakra de la conscience dans le but d'attaquer et, de détruire. Ils utilisent aussi leur chakra du pouvoir, le hara, pour l'unir à leur conscience, mais le cœur n'y est point.

C'est ainsi qu'existent les faux prophètes. Vous avez des êtres qui utilisent leur voyance en prédisant le malheur, la destruction, semant la peur. Il existe des êtres qui choisissent de canaliser des entités de l'ombre. Ils sont tout autant médiums que bien d'autres. Ils choisissent consciemment d'utiliser leur couronne et leur conscience contre Dieu. Pourquoi? Parce qu'ils sont blessés et qu'ils n'ont point guéri les blessures qu'ils ont contre Dieu dans leur conscience, dans leur couronne et dans leur cœur. Le nom donné à ce pouvoir, sur cette planète, est le pouvoir maléfique. Éveillez-vous, il existe!

Comment pouvez-vous aider? En alignant votre conscience, en choisissant de canaliser la Source et en assumant de guérir des rancunes contre Dieu, si vous en avez. N'attendez point d'éveiller votre conscience et, soudainement, d'utiliser votre canal contre Dieu, contre sa création, contre l'amour. Certains maîtres le font. Cela existe à divers degrés. Vous avez constamment en vous cette puissance, car votre âme est libre. Et vous pourriez quitter demain ce lieu et choisir de canaliser l'ombre, car votre âme est libre, votre conscience est libre.

Nous ne vous guidons point dans un système de croyances. Nous vous parlons de l'expérience de Dieu en vous. Cette expérience est initiatique. Tout ce que vous avez vécu jusqu'à maintenant, dans cette voie de maîtrise, est une initiation. Dans l'initiation, il y a toujours la possibilité de choisir la mort, de choisir la non-vie, de choisir le non-amour, de choisir la non-divinité. Ceci est la source même de l'initiation, car vous êtes poussé à transcender vos limites, vos peurs, vos attachements, vos douleurs, votre non-amour, et à élever votre conscience, votre cœur et votre pouvoir. Ceci est la voie même de l'initiation. Ceci est la voie du maître. Vous seul savez quel est votre choix. Vous seul savez. Ceci est la responsabilité de votre âme. N'est-ce point merveilleux? Ceci est la responsabilité de votre âme.

Laissez entrer cette vision dans votre conscience. Prenez conscience que vous êtes libre. Chaque matin, vous pouvez choisir de canaliser la Source et de maintenir un regard élevé sur tout ce que vous touchez, un regard d'amour, la vision divine. Et vous pouvez choisir l'opposé. Guérissez vos mémoires. Quand vous êtes-vous fâché contre Dieu ou contre maître Jésus ? Quand avez-vous accusé la Source de votre malheur ? Quand avez-vous édifié un mur de rancune contre les Maîtres ? Guérissez ces mémoires et permettez-vous de vous fusionner.

Toute distorsion de la conscience peut entraîner une certaine action sur votre planète. Il n'existe point de chakra de la conscience affaissé. Ceci n'existe point, car le chakra de la conscience, de la façon dont il est localisé, se nourrit constamment de l'énergie céleste, et l'énergie céleste ne permet point d'affaissement. Elle est divine.

Ainsi, le chakra de la conscience ne peut point être effondré ou affaissé, à moins qu'il y ait eu attaque, à moins qu'il y ait eu possession. Le chakra de la conscience peut être très atteint dans les cas de possession. Toutefois, il ne sera point détruit totalement, il sera seulement affaibli pour être utilisé dans une non-conscience. Ainsi, le chakra de la conscience est trop précieux pour l'ombre, pour qu'elle le détruise. C'est pourquoi il est peu commun de rencontrer un chakra de la conscience affaissé, car la conscience est protégée par les racines célestes et leur présence lumineuse.

Il existe des chakras de la conscience paresseux, pour utiliser un terme qui vous fait image, nous dirions endormis, non point réveillés.

Il existe aussi des *désalignements* du chakra de la conscience. Ces *désalignements* existent entre autre pour certains d'entre vous qui développent un processus médiumnique. Pour ceux-là, les chakras de la conscience et de la couronne sont fort effervescents, fort sensibles et légèrement plus vaporeux. Souvent, leur chakra de la couronne vit une transmutation telle que ceci peut provoquer certains malaises ou inconforts qui accompagnent l'augmentation des capacités psychiques.

Il est fort important que ce développement soit aligné avec tout le système nerveux central, avec la sushumna et tous les autres chakras. Car le développement médiumnique entraîne des poussées hormonales, des émotions, des symptômes souvent désagréables, soulevés par l'énergie kundalinique qui entraînent une désintoxication du système nerveux central. Tous les chakras sont dans une effervescence. Toutefois, la base est éloignée de la couronne, n'est-ce point ? Alors, sachez qu'il est toujours possible d'enraciner ce développement.

Dans la conscience, vous pouvez retrouver une fêlure, une distorsion. La fêlure est créée par le doute, par la peur de sa propre divinité. La distorsion est créée par une relation distorsionnée avec la Source, à la suite de maintes incarnations où vous avez bâti une rancune contre Dieu.

Il y a d'autres distorsions possibles chez les médiums qui utilisent leur capacité pour contrôler leur entourage. Cette énergie distorsionnée influencera la couronne et les chakras supérieurs. Cette intention de pouvoir ne peut que blesser la conscience du médium. Certains médiums terrestres choisissent ainsi de canaliser des vibrations très basses et évitent de vivre la blessure de leur conscience en canalisant l'ombre.

Il existe des chakras de la conscience rigides, fermés à la Source, en résistance. Ils ne voulent point se fusionner à la Source, par douleur, par tristesse, par colère, par le sentiment d'avoir été abandonné par la Source divine ou par leur maître spirituel. Il existe donc des chakras de conscience récalcitrants. Ceux qui résistent savent ce qu'il en est et ils savent aussi fort bien ce à quoi ils résistent.

Ne soyez point surpris de retrouver, au niveau du chakra de la conscience et sortant de cette conscience, une énorme racine montant vers les plans célestes. Cette racine est une racine de la couronne qui s'est épanchée dans la conscience. Il y a eu écoulement de la couronne dans la conscience. Ceci n'est point grave. Ceci démontre une très grande capacité médiumnique. Toutefois, vous retrouvez, chez maints médiums, un débordement de canalisation divine, un trop grand échauffement; alors, la racine de la couronne ressort par la conscience. Ceci crée surtout des maux de tête. Si vous vivez ceci, il est fort important de vous enraciner, car si vous possédez des capacités médiumniques fort développées et que vous n'êtes point enraciné, votre vie ressemblera à une vie de *déraciné*, flottant dans un autre plan de conscience.

Il existe des chakras de la conscience avec une protubérance, une excroissance, ce que vous ne retrouvez point nécessairement dans les autres chakras.

Une protubérance est plus qu'une rigidité, elle est une excroissance, une malformation. Ceci n'est point une racine. Nous parlons d'une excroissance. L'excroissance s'exprime par une tentative d'exercer son pouvoir psychique chez l'autre. Si vous tentez de lire dans le cerveau de l'autre ou si vous tentez de l'influencer psychiquement en utilisant la puissance de votre conscience à mauvais escient, votre centre de la conscience se développera avec une excroissance qui appartient, non point à votre âme, mais bien à votre personnalité, dans un désir de pouvoir sur l'autre.

Cette excroissance est une distorsion du pouvoir d'amour et du pouvoir divin de la conscience. Cette distorsion provient directement des autres chakras aux réceptacles similaires à la conscience, tels le hara et le cœur, et qui sont dans une rigidité. Vous vous retrouvez avec des êtres qui ont le hara assis dans la conscience, des êtres qui utilisent la puissance de la conscience dans un pouvoir de domination sur l'autre, un pouvoir destructeur.

Certains maîtres, qui sont des faux maîtres, ont cette excroissance. Certaines entités médiumniques l'ont également. Non point à travers la canalisation, mais bien à travers le développement des capacités psychiques. Certains voyants l'ont aussi, ils ont le pouvoir, le hara assis dans la conscience, et le hara est dominant.

Ces êtres regardent à travers les yeux du sujet devant eux et, que ce sujet le veuille ou non, ils pénètrent sa conscience et ils imposent leur pouvoir psychique sur l'autre. En leur présence, vous avez l'impression que vous êtes ausculté, scanné, sans que vous le vouliez. Ces êtres n'ont point demandé votre permission ni la permission à votre âme. Ils pénètrent votre conscience pour la lire et ainsi vous dominer.

Cette action n'est point une action d'amour, elle n'est point une action élevée. C'est pourquoi il y a une excroissance : pour tenter de maintenir une nourriture qui ne provient point des plans célestes, car aucune entité céleste n'agit par pouvoir et dans le non-amour. Toute vibration qui agit ainsi provient de l'ombre.

L'ombre utilise le chakra de la conscience. L'ombre ne tentera point d'affaisser votre conscience, car elle a besoin de votre chakra. Ainsi, elle pénétrera sans déranger, sans perturber votre propre chakra à travers ses ondes pour vous lire et aussi pour s'emparer de votre force psychique, de votre propre conscience. Si vous êtes en présence de ces êtres, nous vous disons de quitter immédiatement, à moins que vous soyez un guerrier de la conscience, que vous désiriez maintenir le pouvoir d'amour et leur dire : « Tu ne peux point entrer, je regrette. »

Ainsi, dans le chakra de la conscience repose l'essence divine, la grâce divine, l'élévation. Tout comme le cœur est une usine, la conscience est un laboratoire vivant de transcendance. Toutefois, cette transcendance est l'ascenseur direct de l'élévation.

Un réceptacle de la conscience développé et stimulé avec excès par des méditations à répétition peut entraîner la folie mystique chez l'être humain. Ceci est un choix de l'âme ; ne jugez point ceci. Toutefois, comment désirez-vous servir la planète Terre si vous choisissez de vivre la folie mystique et d'y être totalement identifié ? La folie mystique est créée lorsque votre personnalité s'identifie à votre divinité. Vous pourriez dire : « Je suis l'ange, je suis le Christ ». Il est vrai que vous possédez une nature angélique et que vous baignez dans la Conscience christique. Toutefois, il y a une différence entre vivre la vibration angélique et christique et vous y identifier. Vous pouvez certes dire : « Je développe ma nature angélique ». Vous êtes divin. Vous êtes christique et vous êtes angélique. Toutefois, si votre conscience ne s'identifie totalement qu'à cela et que vous oubliez les autres chakras, vous vivez la folie mystique. Maintes entités terrestres choisiront de s'évader dans cette folie plutôt que de vivre la fin de siècle et le début d'un nouveau millénaire.

C'est pourquoi nous vous suggérons de vous enraciner ; enracinez-vous, faite des exercices physiques quotidiennement, s'il y a lieu mangez de la viande. Quelquefois, la protéine animale sera nécessaire. Pourquoi ? Pour éviter que les autres chakras soient aussi bouleversés. Si vous choisissez de ne point vous enraciner, si vous continuez de vous amuser dans ce développement méditatif, ce qui n'est point mauvais en soi, le danger de la drogue spirituelle vous guette. Si vous préférez vivre hors de l'incarnation, ceci peut amener un désalignement du chakra de la conscience, de la couronne, et par le fait même, de tous les autres chakras. Les possibilités sont élevées que vous deveniez malade, non point d'une maladie grave. Toutefois, si votre énergie n'est point rééquilibrée, une maladie fort importante risque de s'installer. Pour méditer et pour élever votre taux vibratoire, peu importe le degré d'élévation, votre enveloppe physique est d'une importance vitale.

Vous vivez dans une élévation de vos vibrations. Vous côtoyez des énergies fort élevées. Vous choisissez d'élever constamment vos vibrations, car vous choisissez de quitter la troisième dimension. Pour ce, vous avez besoin de votre corps et il est essentiel que vous le respectiez. Des temps d'arrêt, des temps d'exercices, des temps de respiration, des temps de jeu, des temps d'enracinement sont nécessaires ; vous éviterez les symptômes d'une élévation de votre taux vibratoire sans l'enracinement nécessaire. Plus vous vous élevez, plus votre enveloppe physique devient importante. Cela est-il clair ?

Comment cela se fait-il que nous vous parlions de l'enveloppe physique dans le chakra de la conscience ? Parce que le chakra de la conscience est dans l'enveloppe physique ; il n'est point à l'extérieur. Vous ne pouvez point imaginer la puissance logée dans ce réceptacle.

HARMONISATION

Nous vous invitons en cette journée, à contempler le chakra de votre conscience, ce réceptacle divin. Lorsque vous regardez la réalité terrestre avec les yeux de votre conscience, lorsque vous contemplez un rocher avec les yeux de la conscience pure, ces yeux de la conscience divine pure sont capables de voir le divin dans le rocher, de voir à travers la roche. Non point pour prendre possession de la roche. Mais pour élever cette dimension, pour voir au-delà de la dimension matérielle de la roche, grâce à votre capacité intérieure. Et ceci vous entraîne immédiatement dans la quatrième dimension, au-delà de vos petits drames, dits personnels, à contempler votre vie dans le *transpersonnel*. Ceci est le regard par les yeux de la conscience, tout en maintenant l'enracinement.

Quelle est la lecture que vous faites de ce chakra ? Votre conscience est-elle totalement fusionnée à la Source ? Y a-t-il encore crainte, résistance, tissant un voile sur la lumière qui existe dans ce réceptacle ?

Cette lumière est transmise par la glande que vous appelez pinéale. Vous avez vécu, à différents degrés, des moments de fusion, des moments d'illumination, peu en importe la durée, dans cette existence et dans bien d'autres. Ainsi, vous savez ce qu'est la fusion.

Maintenant, la question est : pouvez-vous maintenir cette fusion ? Pouvez-vous intégrer tous vos chakras à la conscience ? Pouvez-vous unir vos racines terrestres et les joindre à votre conscience ? Pouvez-vous unir l'action juste à votre conscience ? Pouvez-vous unir vos émotions et votre plexus solaire à votre conscience ? Pouvez-vous unir le réceptacle d'amour à votre conscience ? Pouvez-vous unir la parole d'or à votre conscience ? Pouvez-vous unir tous les humains à votre conscience ? Pouvez-vous unir la Terre à votre conscience ?

La conscience est d'or. Le potentiel vibratoire de ce chakra est l'élévation, l'élévation par la purification, par la transcendance. Car par la transcendance, c'est à travers ce chakra que vous présentez à la Source ce qui est. Ce qui est, vous l'avez élevé à travers tous vos chakras et ce chakra est le dernier avant la présentation. Il distille, il purifie, il filtre, il élève. L'élévation est la purification ; vous y êtes. Ceci fait partie directement de votre cheminement de maître.

La conscience discerne. La conscience ne dort point. La conscience est éveillée. Vous n'avez qu'à imaginer le guerrier pacifique ; sa conscience est constamment prête à tout. Comme son hara est constamment prêt, tout comme son cœur l'est, sa conscience est constamment présente. Ainsi, le maître n'est point surpris par l'ombre, car il est constamment vigilant. Le maître ne dort point. Vous saisissez le sens de ceci ? Nous parlons de la vigilance, de la réceptivité et de l'élévation.

Vérifiez constamment votre cœur. Lorsque vous vous entendez dire: «Je ne fais point ceci. Si je vais là, je perds mon pouvoir. Je sens que je me perds!», vérifiez votre cœur. Si votre cœur est fermé, vous n'êtes point sur la bonne voie. Si votre cœur est en colère, vous n'êtes point sur la bonne voie. Si votre conscience est en colère, vous n'êtes point sur la bonne voie, car ceci n'est point la voie de l'amour; vous venez alors d'être manipulé par votre personnalité qui trouve maintes raisons spirituelles ou autres pour vous dire: «Maintient la voie terrestre!». Appliquez le discernement! Plus vous évoluez sur cette voie initiatique, plus les tests sont précis et plus vous avez la possibilité de vous éloigner, car plus les tests vous poussent à tout transcender. Maintenez l'éveil de votre conscience. Maintenez l'éveil de votre cœur. Maintenez l'éveil de votre pouvoir transpersonnel et vous ne pouvez point vous tromper.

L'autre danger dans le chakra de la conscience est le discours que l'ego spirituel peut tenir: «J'ai atteint le sommet! J'ai atteint le sommet, je suis maintenant le gourou: où sont les disciples? Venez, venez à moi». Grande illusion de l'ego spirituel. Il n'y a point de sommet. Il n'y en a point. «Je suis arrivé», «Je suis illuminé; voilà, c'est tout, je peux quitter»; non point. Même l'être illuminé est constamment testé s'il est encore sur la planète Terre. Certes, il se peut que les tests se vivent en un claquement de doigts.

Vous ne pouvez point vous asseoir sur votre gloire, car il n'y a point de gloire sur le chemin de la maîtrise. Vous ne pouvez point vous asseoir sur vos lauriers, car il n'y a point de lauriers. Vous ne pouvez point vous asseoir sur le confort, car il n'y a point de confort. Il y a toutefois la sérénité. Il y a la fluidité. Il y a cette paix intérieure. Il y a ce sentiment de plénitude. Il y a ce sentiment de complétude qui est sans fin, qui est éternel, car à ce niveau de la conscience (dans la quatrième dimension), vous commencez à toucher à l'éternité en ce sens que tout est éternel, qu'il n'y a point de fin. La douleur peut être éternelle, comme la joie. Et cette compréhension transcende la douleur fort rapidement. Est-ce que vous nous suivez? Dans la cinquième dimension, le maître perçoit et expérimente l'Éternel et peut ainsi le transmettre dans son regard, dans son sourire, dans toute son expression. Et vous y êtes.

En cette fin de siècle, il y a une rumeur fort importante, répandue par nos amis de l'ombre, qui est: «Je ne veux point me fusionner, car je vais perdre mon pouvoir.» Nous sourions. Vous ne saisissez point la notion de pouvoir. Votre pouvoir est divin. Sans le pouvoir divin vous n'existez point. Certes, votre ego peut vous donner l'illusion que lorsque vous prononcez un choix, vous le faites en choisissant de garder votre pouvoir. Attention à l'ego de la conscience! Attention à l'ego spirituel!

Plus vous vous perdez dans Dieu, plus vous vous fusionnez au divin en vous, plus vous vous fusionnez à votre âme, plus vous vous retrouvez. Si vous avez l'impression de vous perdre, ceci provient de l'ego. Il est fort important que vous puissiez utiliser votre pouvoir de discernement. Et le discernement provient de la conscience. Posez-vous la question: qu'est-ce que mon âme veut? Qu'est-ce que mon âme choisit? Non point qu'est-ce que mes peurs choisissent? Qu'est-ce que mon confort choisit? Qu'est-ce que mon ego voudrait? Au contraire, éveillez-vous! Telle est la question: qu'est-ce que mon âme choisit?

Votre âme vous guidera, car en ce moment, elle est fort appelée; non point par les anges, ne tombez point dans cette illusion. Ne nous utilisez point avec votre ego spirituel ou votre ego personnel. Nous ne vous appelons point, ce n'est point avec nous que vous vous fusionnez. Fusionnez-vous à votre divinité. Votre âme vous appelle, c'est pourquoi vous êtes à lire cet enseignement. Ne tombez point dans l'illusion de l'objet spirituel. Ceci est une manipulation de l'ego spirituel.

Fusionnez-vous à votre divinité. Soyez le maître de vos chakras.

EXPLORATION ET PRATIQUE

Si vous le choisissez, nous vous demandons de vivre un exercice vibratoire fort important en cette journée. Retirez-vous dans un lieu qui est sacré pour vous, votre lieu de méditation par exemple. Créez des piliers de lumière. Cet exercice concerne l'humanité et par le fait même, vous-même.

Nous allons vous demander de contempler intérieurement tous les individus présents dans votre vie. Avec la réceptivité de votre conscience, l'humilité de votre hara et l'amour de votre cœur, pointez intérieurement en vous-même quels sont les individus auxquels vous résistez. Quels sont les individus qui vous offrent résistance ? Que désirez-vous ne point contempler ? Que désirez-vous ne point côtoyer ? Identifiez quel est ce miroir. Puisque vous êtes capable d'être conscient, soyez conscient. Quel est ce miroir que vous ne voulez point rencontrer ? Par l'action de la transcendance, rencontrez chaque miroir auxquels vous résister.

Imaginez que vous fuyez l'autre parce que vous le jugez déraciné. Imaginez qu'en présence de l'autre, vous coupez vos ailes d'amour et vous fuyez sa présence. Ainsi, ce que vous n'accueillez point dans l'humanité est le déracinement ; n'est-ce point ? Ainsi, prenez le déracinement, prenez cet aspect qui vous heurte chez l'autre et transcendez ceci à travers tous vos chakras jusqu'à la conscience.

Nous vous invitons aussi à dormir pour être mieux éveillé. Si vous vous sentez happé par un désir de fermer vos yeux, en cette journée, et de vous laisser aller dans un état altéré de conscience, n'hésitez point, vivez-le. Et vous allez atteindre un autre niveau d'action de la conscience. Le rayon d'or agit dans votre conscience.

Nous allons maintenant préparer votre conscience. Pour ce faire, nous vous suggérons la contemplation intérieure. Vous pouvez vous étendre sur le sol. Tout est possible. Vous pouvez vous reposer dans l'humanité. Êtes-vous prêt? Respirez dans votre hara. N'oubliez jamais les chakras inférieurs. Laissez la détente influencer l'énergie de votre couronne, de votre conscience. Laissez votre respiration absorber les enseignements.

Pour cet exercice, vous devez être deux, dos à dos, dans un espace de méditation.

Vous n'êtes point obligé de contempler ce qui est devant vous, car nous allons vous inviter à contempler ce qui est à l'intérieur de vous. Attention! Dans cet appui, vous ne devez point écraser l'autre. Nous vous suggérons d'atteindre un équilibre dans l'appui, permettant à votre dos de se reposer. Trouvez l'équilibre pour vos jambes pour que vous puissiez vous reposer tout en vous tenant. N'est-ce point merveilleux? La tension dans la non-tension et la non-tension dans la tension.

Ainsi, vous pouvez débuter la gymnastique de la conscience.

Votre conscience a cette capacité de s'élargir, de prendre de l'expansion et immédiatement de se contracter à nouveau pour s'ouvrir davantage, de se contracter à nouveau et de s'ouvrir encore plus, et de se contracter à nouveau. Expansion, contraction... jusqu'à atteindre l'ouverture.

Nous vous parlons de conscience et nous vous parlons du conscient. L'inconscient et le conscient sont un plan de conscience relié au plan terrestre et vous êtes constamment en train de négocier entre les deux. Nous suggérons que votre inconscient devienne conscient, dans la conscience de la Conscience.

Nous débutons la gymnastique... Vous pouvez respirer. Vous pouvez respirer profondément et, petit à petit, vous abandonner dans la conscience de la Conscience.

La Conscience habite tout, elle habite cette mouche qui vient de passer, elle habite le chant de ces oiseaux, elle habite le vent ; elle est inconditionnelle. Elle habite le prana que vous respirez, elle habite la cellule de votre bras que vous venez de bouger, elle habite la lumière qui émane de ce lever du soleil, elle habite la vision que vous avez de ce paysage, elle habite l'image qui est transmise à votre cerveau par vos yeux physiques ou par vos autres yeux, vos yeux intérieurs, elle habite la cellule du dos. La Conscience habite votre respiration. La Conscience habite tout. Par le fait même, elle habite votre conscience qui habite votre conscient et votre inconscient. Dans la Conscience, il n'existe que l'Union. Dans la Conscience existe le Tout et le Rien... La Fusion. Dans la Conscience habite l'Éternité, et l'Éternité est habitée de la Conscience... La Conscience habite aussi l'Immortalité, l'Immortalité est habitée de la Conscience.

Vous êtes appuyé sur l'autre et l'autre est appuyé sur vous. Dans cette expérience de votre dos qui est appuyé sur le dos de l'autre et du dos de l'autre qui est appuyé sur votre dos, vous avez la possibilité de ressentir que vous êtes deux, vous et l'autre. Vous avez aussi la capacité de ne plus ressentir l'autre et de ne plus vous ressentir, et par le fait même de ressentir que vous êtes un ou une, qu'il n'y a plus de séparation car vous avez la capacité, la puissance de vous fusionner, de devenir l'autre et vous en un. Et ainsi de ne plus exister dans votre conscience pour exister dans la Conscience... et permettre ainsi à votre conscience de se fondre... Vous pouvez soudainement devenir le chant de l'oiseau... l'avion qui passe...

la roche sous votre pied. Ceci est votre réelle identité. Vous êtes Un avec le tout.

Nous vous disons que votre conscient et votre inconscient reposent dans un réceptacle appelé votre conscience et que votre conscience repose dans un réceptacle appelé la Conscience... et la Conscience habite le Tout et le Rien. **Ceci est votre réelle identité**. Tout le reste est une illusion.

... Accordez-vous un long moment de silence ...

Nous vous invitons à inspirer profondément et à expirer. Le Souffle divin qui vous habite est le fil conducteur de la Fusion. Ce Souffle divin permet de vous unir à tous vos chakras. Tout en reconnaissant la fonction propre à chacun de vos chakras, le Souffle divin vous permet de vous fondre à la conscience de la Conscience et ainsi d'habiter le Tout divin.

... Prenez une autre longue pause ...

Nous vous invitons maintenant à entrer dans l'état de Fusion. Débutez par vos propres pensées, vos propres émotions. En ce moment, permettez-vous de fusionner à tout ce qui est en vous, sans jugement. Ainsi, l'instant d'une seconde, vous êtes la pensée... «Le vent est doux» ...Vous devenez cette pensée. L'instant d'une autre seconde, vous avez une autre pensée ....Vous devenez cette pensée... l'instant d'une autre seconde, vous êtes dans la pensée... ... Et vous devenez cette pensée et ainsi de suite, et ainsi de suite... Fusionnez-vous à ce qui est, en ce moment, en vous, et qui est constamment en évolution. Ainsi, devenez un avec vous-même. Point de séparation, seulement la fusion. Devenez un avec l'autre... Laissez entrer l'autre... et formez un tout. Une seule conscience.

... Instant de silence ...

Pour ce faire, vous devez mourir à votre identité... Vous devez mourir à votre conscience... Vous devez mourir à votre conscient. Lâchez prise. Pour ce faire, vous devez mourir à tout ce qui vous retient... de vous fusionner.

Et maintenant, fusionnez-vous à tout ce qui vous entoure...

Fusionnez-vous... et mourez... laissez aller...

... Très long silence ...

Nous vous invitons à inspirer et à expirer. Utilisez le Souffle Divin... Utilisez le Souffle Divin. Reprenez la conscience dans la Conscience... sans perdre la conscience de la Conscience... et doucement, préparez-vous à quitter le dos de l'autre en remerciant.

Vous pouvez reprendre papier et crayon pour noter le questionnement, la contemplation, la réflexion de cette journée :

Quels sont les attachements que vous vivez sur la planète Terre qui vous empêchent de vous fusionner à votre Divinité ? Avez-vous peur de mourir ? À quoi avez-vous peur de mourir ? Qu'est-ce que vous retenez ? Qu'est-ce qui entretient la séparation ? Des systèmes de croyances, des idées préconçues sur ce qu'est la Fusion, des idées préconçues sur ce qu'est la séparation, les attachements à vos enfants, à votre âme sœur, à votre maison, à votre douleur, à votre colère contre Dieu ... ?

Pour vous guider, souvenez-vous de l'exercice de la fusion. Fusionnez-vous à l'autre... L'autre et vous faites un. Vous n'existez plus. Vous êtes un tout. Qu'est-ce qui vous retient ? Fusionnez-vous à ce qui vous entoure. Quelle était la pensée qui vous retenait ? Était-ce la pensée de tel être, de tel objet, de telle crainte ?

Nous lisons que vous saisissez que pour vous fusionner, il faut laisser aller les jugements que vous créez. Ceci est bien, ceci est mal et ainsi de suite. Nous vous invitons à l'expérience. Ainsi, notez ce qui vous retient. Quels sont les attachements ? Imaginez que l'on vous dise que vous allez mourir en cette fin de journée et que, pour mieux mourir, nous vous suggérions de vous préparer à vous fusionner. Êtes-vous vraiment prêt à mourir ?

Êtes-vous prêt à mourir à qui vous êtes ? Soyez sans crainte. S'il y a des craintes, nous respectons vos attachements, car vous êtes le maître de votre vie et vous pouvez choisir quand mourir, quand renaître, quand mourir à nouveau, quand vous abandonner à l'Éternité, quand vous abandonner à l'Immortalité, quand vous ouvrir au moment présent. Vous êtes le maître.

Nous vous remercions...

Chapitre 9

Le chakra de la Couronne

La Porte du Ciel

PRÉSENTATION ET LOCALISATION

Le chakra de la couronne est une porte ouverte à la communication et à la canalisation. Il est le chakra de la communication céleste et de la communication intérieure. Sans ce chakra, vous ne pourriez point vivre. Vous avez besoin de vous nourrir au Ciel, comme vous avez besoin de vous nourrir à la Terre. Ce chakra est aussi nommé *la Porte du Ciel*, telle une porte de réception et d'émission. De ce chakra émane la glande pinéale localisée dans le centre de votre cerveau. De là s'élève le cône du chakra. Dans les ouvrages fort anciens, ce chakra est décrit telle une fleur de lotus qui ouvre ses mille pétales.

Tout comme les racines terrestres passent à travers les jambes et entrent dans le sol à travers les trois chakras sous les pieds, les racines célestes qui se dirigent, à travers le cône du chakra, vers les plans supérieurs de la conscience, s'élèvent et enveloppent les trois chakras supérieurs au-dessus de la couronne. Chacun de ces centres vous donne accès à sept autres plans de conscience. Au-delà de ces sept plans de conscience existent sept autres plans, et au-delà de ces sept autres plans de conscience existent sept autres et ainsi de suite.

Le chakra de la couronne est un centre de communication qui alimente tous les centres d'énergie localisés dans votre enveloppe physique. Il nourrit tous ces centres par la vibration de ses plans supérieurs de conscience.

Même chez les humains encore prisonniers de la deuxième dimension ou de la première dimension terrestre, là où existe la destruction à l'état pur, ce chakra n'est point nécessairement fermé. Il est ouvert et il reçoit à la fois des vibrations supérieures et des vibrations inférieures provenant d'aspects planétaires plus sombres. Ainsi, les êtres qui habitent les plans de conscience où la densité est très cristallisée, se nourrissent à une source qui n'est point nécessairement lumineuse, mais qui l'est toujours en son centre. Nous parlons de la lumière qui habite l'ombre.

Chez certaines âmes incarnées habitant la troisième dimension, le chakra de la couronne n'est point nécessairement développé. Il ressemble à une fleur refermée sur elle-même qui n'a point encore ouvert ses pétales. Ainsi, ces êtres peuvent se sentir coupés de leurs racines célestes, coupés de leur lumière ; toutefois, les racines de la couronne sont là, toutes petites.

Les racines se développent par la reconnaissance de votre capacité à communier avec les plans supérieurs de conscience, par l'ouverture de la conscience et par l'ouverture du lotus au mille pétales.

Le chakra de la couronne est une porte ouverte sur les autres plans de conscience.

Pour que le chakra de la couronne s'ouvre et que l'âme maintienne sa flamme intérieure, il est important que l'âme incarnée ait accès à sa nourriture céleste. Si l'ego est fortement édifié, il se peut que l'âme soit coupée de cette nourriture céleste et qu'à travers le conditionnement social et familial, la personnalité entrave la communication avec les plans célestes.

LE LIEN AVEC LES AUTRES CHAKRAS

Il est donc possible, pour le chakra de la couronne, de se développer pour que vous preniez votre envol, vos ailes. Toutefois, pour que ce chakra se développe, pour qu'il respire sainement et qu'il puisse prendre son expansion sans déséquilibrer les autres, vous avez besoin d'une base solide. Il faut que votre chakra de la base soit tout autant développé que votre chakra de la couronne. Par le fait même, possédant une telle structure, ceci vous permettra une réelle communication avec la Kundalini de la Terre. La Kundalini de la Terre est ce magma qui existe dans la profondeur de l'Intra-Terre. Si votre couronne est aussi développée que votre base et vice versa, vous serez en communion avec les trois mondes : l'Intra-Terre, la Terre et l'Au-delà de la Terre. Vous retrouvez la description de ces trois mondes dans les textes sacrés de chacune des civilisations terrestres.

Souvenez-vous de vos vies, de vos vies de maître où vous étiez capable de reconnaître l'énergie des trois mondes et de fusionner cette énergie en vous.

Lorsque les chakras de la conscience et de la couronne se fusionnent, vous vivez un changement total dans la perception de votre propre réalité. Il vous est plus facile d'être constamment en communication avec des plans de conscience différents du plan terrestre. Ainsi, il vous est plus aisé de recevoir des communications des guides et d'autres êtres de lumière, de repérer les lieux sacrés de la planète, de lire les portes vibratoires existant dans d'autres plans de conscience sur la planète Terre, de vous laisser guider en temps et lieu à des points de rencontre pour aider la Terre dans sa désintoxication. Si vos deux chakras supérieurs sont fusionnés, vous serez capable, par une élévation de votre conscience, d'aider les lieux sacrés à retrouver leur pouvoir vibratoire, et ainsi d'aider la Terre à s'élever dans son passage.

DYSFONCTIONS

Chez tous les maîtres, il est fort important que les deux chakras, conscience et couronne, soient fusionnés.

Cette fusion sera très difficile, même impossible si, dans la conscience, il existe une fêlure signifiant un doute, une peur, s'il existe une distorsion exprimant la canalisation d'une énergie de pouvoir induisant le pouvoir psychique sur l'autre, s'il existe une distorsion signifiant un désalignement de l'énergie divine contenue dans le réceptacle de la conscience. Dans ces conditions, il sera difficile pour le maître de bien recevoir les messages provenant des plans célestes.

De même, si vous vivez une colère ou une rancune face à la Source divine, à cause de maintes mémoires non guéries ou si vous avez peur de canaliser le divin logé dans votre chakra de la couronne, il vous sera difficile de recevoir les messages provenant de vos guides ou provenant de maîtres de l'égrégore des maîtres. Il sera aussi difficile pour vous de canaliser votre propre source.

Il est indispensable pour vous de fusionner conscience et couronne. Il est urgent que vous vous unissiez à vos racines terrestres et à vos racines célestes.

Il est difficile pour le cœur de respirer l'amour (nous parlons toujours ici de l'amour divin) si le chakra de la couronne est fermé, étouffé, et si le chakra de la conscience est asséché. Cette nourriture céleste est importante et fait partie du besoin fondamental de l'âme incarnée, car vous êtes profondément spirituel. Ceci est votre nature et vous ne pouvez point vous couper de votre nature profonde. Si la personnalité tente inconsciemment ou consciemment d'entraver ceci, elle se crée la maladie, elle se crée la mort.

Certes, il se peut que vous soyez dans l'illusion, convaincu que les gens autour de vous semblent ne point être spirituels, car ils ne méditent point. Attention ! Ce n'est point qu'à travers la méditation que l'âme se nourrit au céleste. Certains humains ne le démontrent point, toutefois ils prient. Et cette prière qu'ils font, qu'ils mettent en action, qu'ils expérimentent n'est point nécessairement spectaculaire.

HARMONISATION

- **Les naissances**

La naissance psychique

Dans son évolution sur la planète Terre, lorsque votre âme se libère de ses conditionnements, il lui est alors possible de vivre ce que nous appelons la *naissance psychique*. La naissance psychique est tout simplement la capacité de l'âme de s'élever tout en maintenant l'enracinement sur Terre, de se dégager de la troisième dimension. La troisième dimension vibratoire est cette dimension où se retrouve l'emprisonnement, où se retrouve le carcan des conditionnements, des systèmes de croyances qu'entretiennent la personnalité et l'âme blessée dans sa relation avec le karma.

Ainsi, lorsque votre âme se libère, elle naît psychiquement. Elle peut, à travers l'incarnation terrestre, se souvenir et retrouver le but de son incarnation. Lorsque votre âme se libère de la troisième dimension, des conditionnements reçus et rencontrés, elle peut alors s'élever dans cette incarnation, à travers les autres plans de conscience supérieurs que sont la quatrième, la cinquième et la sixième dimensions. Ceci se vit en toute conscience et avec l'aide de votre personnalité. Dans la naissance psychique, votre conscience prend une expansion nommée *expansion de conscience*. À ce moment précis, votre personnalité se fusionne à votre âme, et votre conscience peut s'abandonner à la Conscience universelle. Ainsi, vous pouvez entrer par les *portes du ciel* et recevoir la guidance, les informations de l'Au-Delà et de l'Ici-bas.

La naissance spirituelle

La naissance spirituelle est atteinte à travers tous les chakras lorsque votre âme ose enfin manifester, exprimer, porter totalement ce qu'elle est venue vivre sur Terre à travers l'incarnation terrestre. Alors, tous vos chakras s'alignent, votre base se solidifie, votre conscience s'élargit et reconnaît enfin sa Source, et votre couronne vit.

- **La vision de l'âme**

Le chakra de la couronne est un chakra qui est déjà développé dès la naissance physique. Toutefois, il peut s'atrophier pendant le temps de l'incarnation terrestre pour s'ouvrir à nouveau lorsque l'âme atteint la conscience dans l'action, dans l'amour. Pour vous élever à travers les différents plans de conscience, vous avez besoin que tous vos chakras se désintoxiquent petit à petit de leurs cristallisations et qu'ils reconnaissent leur fonction propre dans l'alignement de ce que vous êtes venu vivre et porter sur la planète Terre. C'est ce que nous appelons *la vision de l'âme*, sa mission, ce qu'elle est venue partager. Ainsi, la couronne et la conscience reliées ensemble sont *les porteurs de la vision*. Cette vision s'incarne à travers le cœur et le hara, et ceci nécessite que la base, le plexus et la gorge, soit en équilibre pour permettre l'enracinement dans la communication de cette vision. C'est cette vision, cette mission que vous êtes venu vivre, porter et partager sur la planète Terre.

Le but de votre incarnation est de servir le divin en vous, de retrouver qui vous êtes, de manifester votre divinité dans tous ses modes d'expression. Dans cette incarnation, plus vous évoluez, plus il est important que vous reconnaissiez que vous êtes capable d'être guidé par la voix de votre intuition, que vous êtes capable d'auto-initiation et que vous avez la réponse à vos questions, car le chemin de votre incarnation est tracé et cette voix, vous la portez en vous. Plus votre âme évolue sur la planète Terre et reconnaît sa grandeur, plus elle reconnaît qui elle est, où elle est et ce qu'elle est venue vivre, alors plus elle est capable de recevoir les messages, la guidance et d'aligner ces informations avec son Essence et ainsi, de manifester qui elle est vraiment sur la planète Terre.

- **La Porte du ciel**

Le chakra de la couronne devient alors un chakra fort utilisé. Il est *la Porte du ciel*, il permet l'interaction avec l'Au-delà et avec tous les chakras.

L'«information» n'est point reçue seulement par la couronne et transmise à la conscience alignant la vision intérieure. Elle est également transmise à la gorge (la parole) et au cœur; ainsi, l'amour conditionnel se purifie, permettant le partage de l'inconditionnel. Elle est transmise au plexus permettant d'harmoniser l'énergie émotionnelle pour aligner l'action dans le hara et l'enracinement dans la base. Attention! Nous venons de vous tracer le chemin qui mène des racines célestes vers les racines terrestres.

Lorsque la *Porte du Ciel* est développée, les racines terrestres (chakra de la base) suivent habituellement ce développement du chakra de la couronne; si elle ne le font pas, il y a danger de déséquilibre et la maladie peut s'installer, d'où l'importance, dans l'évolution de votre âme, dans l'élévation de votre taux vibratoire, de maintenir *la Porte à la Terre* tout aussi équilibrée que *la Porte au Ciel*. Ceci est nécessaire pour permettre à l'âme de changer de plan de conscience sans distorsion de passer de *la Porte de la Terre* à *la Porte du Ciel*, d'une dimension à une autre.

N'ayez point peur d'ouvrir le chakra de votre couronne, de déployez vos antennes. N'ayez point peur de recevoir les informations des plans célestes. N'ayez point peur de laisser la grâce qui vous habite guider votre vie, car vous recevrez tout ce dont vous avez besoin pour servir.

L'énergie qui habite la couronne est l'énergie céleste, elle est l'énergie de la vie, elle est l'énergie de la foi ; non point une foi basée sur un système de croyances, mais bien une foi basée sur l'expérience de Dieu. Et vous y êtes.

- **Les lois naturelles**

Vous pourriez certes prendre l'exemple de l'Atlantide. Durant cette période, maints d'entre vous étiez des dieux-vivants. Les êtres créant l'énergie de l'Atlante étaient encore très élevés vibratoirement, utilisant des cristaux et manipulant certains matériaux provenant d'autres planètes et de la planète Terre. Ils ont réussi à toucher des dimensions qui n'avaient point encore été manifestées sur la planète Terre. Nous parlons de la douzième dimension.

Toutefois, il y a eu une forme de fêlure dans la dimension qui existait à cette époque, un va-et-vient variant de la huitième jusqu'à la douzième dimension.

En tentant de s'élever vibratoirement, les entités ont éprouvé l'attraction de la puissance, ce qui a provoqué la chute, car les lois célestes ne peuvent pas être utilisées à mauvais escient. Les lois naturelles, qui sont aussi célestes, ne peuvent pas être utilisées dans un but conditionnel.

Il est urgent que vous soyez conscient de la manière dont vous manipulez la matière. Respectez-vous les lois ? La loi de la gratitude ? La loi de donner et de recevoir ? Ces lois ne furent pas respectées en Atlantide. Et la chute ne fut pas qu'individuelle. La chute fut créée par une masse d'entités qui se sont amusées à expérimenter et à pousser les expériences dites mystiques, croyant certes en leur divinité, mais oubliant la loi de l'amour.

Comment est-il possible qu'un dieu-vivant soit touché par l'attraction du pouvoir?

L'incarnation terrestre vous maintient dans un niveau dimensionnel où règne la densité. Lorsque vous êtes une âme non incarnée, les tests sont fort semblables. Toutefois, comme vous n'avez pas de densité (seulement la densité de votre âme), que vous n'avez pas réellement d'identité (seulement l'identité vibratoire de votre âme) et que vous reposez dans vos familles d'âmes, dans des plans de conscience beaucoup plus élevés que la douzième dimension, vous ne pouvez pas faire chuter le Ciel. Et même si vous tentez de vivre certaines attractions appartenant au monde de l'au-delà, ce monde est totalement protégé, car il n'est pas un monde incarné.

Dans d'autres incarnations, votre âme avaient choisi l'expérience d'être un dieu-vivant. Vous pouviez vivre l'expérience de manipuler l'or, sans vous approprier l'or; l'expérience de transmettre les enseignements, sans vous approprier les enseignements; vous étiez totalement dans votre divinité.

Toutefois, la Terre n'est pas seule dans l'univers. Elle reçoit maintes vibrations projetées sur elle et qui l'influencent.

Certains ont vécu – nous allons utiliser le terme terrestre – une chute. Ils ont été tentés de s'approprier les enseignements, de s'approprier l'or. Ils ont refusé d'aller transmettre les enseignements à travers le monde, choisissant le confort de la grotte.

Certains sont passés à travers ces tests (que vous pourriez qualifiés d'humains). Même un maître spirituel incarné n'est pas épargné par ces tests. Vous avez complété cette existence, vous vous êtes élevé et vous avez choisi de revenir sur la Terre pour expérimenter la possession, pour expérimenter les douleurs du cœur et ainsi de suite, car tout ceci est une expérience qui aide l'évolution de l'âme.

Quel est le but de l'expérience divine, si ce n'est de servir la Source ? Dans une vision fort personnelle du cycle des incarnations, vous pourriez dire : « Après avoir expérimenté d'être un dieu-vivant, j'ai rempli mon devoir ». Ceci n'est pas le but de l'incarnation. En ce moment, nous vous enseignons que vous êtes un dieu-vivant, car vous avez choisi une incarnation en cette fin de millénaire où ceci est totalement oublié et non respecté. Lorsque vous viviez cette période, vous étiez de ceux et celles qui enseignaient la divinité. Et dans votre incarnation actuelle, vous avez encore le choix.

Quand cela aura-t-il une fin ? Lorsque votre âme le choisira. Ce choix ne provient pas d'un dialogue avec la personnalité. Ce choix est un dialogue interne avec l'âme, avec ses guides d'incarnation et la Source divine.

Et ceci n'est pas une fin, car y associer la vision d'une fin est y mettre une condition.

S'il y a des blocages, ils ne proviennent pas seulement du cœur, ils peuvent provenir de la conscience, d'un refus de la personnalité de projeter un regard plus vaste et de contempler votre vie et vos multiples vies.

Pour grandir et guérir dans tout cela, oubliez qu'il y a une fin. N'y créez pas de charge. Vivez votre quotidien dans l'amour inconditionnel et vous atteindrez l'illumination. Et dans cet espace d'illumination, vous serez totalement libre de rechoisir. Toutefois, ce choix ne vient pas de l'ego.

Vous êtes maintenant prêt à utiliser totalement ce potentiel créateur qui existe dans chacune de vos cellules. Vous êtes maintenant prêt à utiliser totalement la force d'énergie vitale, la force spirituelle qui existe en vous. Vous avez même transcendé ce qu'a vécu Maître Jésus. Il n'y a point de hasard, car vous n'avez point à vivre ce qu'il a vécu. Ceci faisait partie d'un mouvement. Votre planète n'en est plus là. Votre planète est maintenant où elle est maintenant.

Vous avez à guider les âmes dans le passage, non point celui de l'au-delà, car vous avez à intégrer l'au-delà sur le plan terrestre. Certains d'entre vous seront appelés à guider ces âmes, non point nécessairement dans leur départ, mais bien dans leur passage.

Toutefois, nous le répétons, préparez-vous à tout quitter, en ce sens que là où il y a attachement, le test sera la transcendance de cet attachement. Vous le connaissez déjà, ce test; toutefois, le maître est constamment prêt à acceuillir les tests.

Il n'y aura point de test si vous êtes détaché de la possessivité. Nous vous suggérons de vous alléger, de maintenir une souplesse. Ne soyez point inquiet, votre famille immédiate vous suivra, car vous êtes des porteurs de lumière. Ainsi, ceux qui auront à bouger bougeront sans attachement. Et ceux qui n'auront point à bouger, bougeront sur place sans attachement.

Si vous avez l'illusion de vivre dans le plus beau lieu du monde, sachez qu'il en existe d'autres. Si vous avez l'illusion que votre maison est le lieu qu'il vous faut, sachez qu'il se peut qu'il y en ait d'autres.

Maintenez le détachement intérieur; ceci sera nécessaire sur votre voie de maîtrise, car lorsque vous ressentirez l'appel (qui vous sera transmis en temps et lieu) de vous rendre en tel lieu, nous vous suggérons d'écouter l'appel. Ainsi, vous serez dans le lieu où il vous faut être pour servir. Même s'il faut trois énormes véhicules pour transporter vos biens matériels, vous serez appelé.

EXPLORATION ET PRATIQUE

- **Le son**

Dans cette vie où vous étiez un dieu-vivant et où vous manipuliez l'or, vous utilisiez les sons: les sons appelant les dauphins, les sons aidant l'action de l'énergie de l'or, aidant la transmutation. Ainsi, pour retrouver cette mémoire et pour dégager les cellules de vos chakras, dégagez cette mémoire de votre vie. Nous vous invitons, dans une seconde étape de ce pèlerinage, à retrouver le son de chacun de vos chakras en débutant par la couronne, à votre rythme, à votre heure.

Quel est le son du chakra de la couronne de monsieur X? Seul monsieur X le sait. Quel le son du chakra de la couronne de madame Y? Seule madame Y peut retrouver ce son. Vous aurez certes à faire quelques essais; vous le saurez lorsque vous aurez émis le son du chakra de votre couronne, car vous allez ressentir l'harmonie s'installer dans ce chakra. Vous allez vous rendre à la conscience et trouver votre son, le son de votre conscience. Et par la suite, le son de votre gorge. Et ainsi, vous retrouverez le cœur, vous retrouverez le son de votre cœur, le son de votre plexus, le son de votre hara, le son de votre base. Les chakras doivent se suivre, car vous allez recréer l'éveil de cette mémoire de votre vie en tant que dieu-vivant et vous allez harmoniser et aligner à nouveau totalement vos chakras.

Lorsque vous trouverez le son qui harmonise un chakra, vous devrez le chanter approximativement cinq minutes; vous saurez le temps nécessaire à l'harmonisation. Ceci est la pratique en direct de la canalisation de tous vos chakras. Ceci est votre canalisation.

Nous vous disons: «Om Shanti Shanti Om». N'oubliez point que le son, vous l'avez utilisé en Atlantide, dans l'ancienne Égypte, et pour certains d'entre vous, chez les Mayas. Vous connaissez les sons. Que l'égrégore des maîtres vous guide dans cette reconnaissance du maître en vous. Que l'égrégore des maîtres qui habite ce plan de conscience élevé vous guide dans l'éveil de la mémoire de cette vie où vous viviez totalement votre divinité, où il n'y avait point de peur, où il n'y avait point de doute où il n'y avait que l'énergie d'amour.

MÉDITATION

En cette journée d'amour et de lumière, nous allons vous inviter à entrer dans le silence et la profondeur de la méditation et de la prière. La méditation et la prière sont des outils permettant l'ouverture de la fleur de lotus, l'ouverture de la *Porte du Ciel*, la communion profonde avec les plans supérieurs de conscience.

Nous vous invitons à maintenir le silence en vous-même et avec les autres et à vivre la méditation qui suit.

Nous vous invitons maintenant à entrer dans le chakra de la couronne qui est vôtre. Pour ce faire, nous vous invitons à fermer les yeux. Avec les yeux intérieurs, contemplez la *Porte du Ciel*. De la conscience, contemplez *la Porte du ciel* qui est vôtre, contemplez la fleur de lotus. Est-ce que les pétales sont ouverts? Est-ce qu'il y en a qui sont encore légèrement refermés? De cette fleur du cœur de votre chakra, de la *Porte du Ciel*, contemplez vos racines célestes! À quoi ressemblent-elles? À quoi ressemblent ces racines?

Inspirez profondément et expirez.

S'il y a lieu, allez au-delà des racines, contemplez leur grandeur. Rejoignent-elles les autres chakras supérieurs au-dessus de votre couronne? Et au-delà de ces racines, y a t-il une autre structure qui enveloppe votre chakra de la couronne, son cône, ses racines, la fleur? Pouvez-vous ressentir une autre structure? Pouvez-vous la voir?

Dans vos temps de méditation et de prière personnelles, nous vous invitons à contempler cette structure, vos racines célestes, le cône du chakra de la couronne, la fleur de lotus et son ouverture. Dans vos temps de méditation et de prière et pendant les temps de silence et de recueillement durant votre journée, contemplez: qu'est-ce qui retient l'ouverture des pétales? Y a t-il une crainte de communier avec le céleste? Y a-t-il une peur de dialoguer avec la Source qui existe autour de vous et qui existe aussi en vous ? Ceci est la continuité. Il n'y a point de séparation entre l'énergie spirituelle qui est là et qui repose en vous et l'énergie spirituelle qui est là et qui repose tout autour de vous.

Nous vous disons Om Shanti Shanti Om.

Chapitre 10

Les nouveaux chakras

PRÉSENTATION

Les nouveaux chakras, aussi appelés les anciens, ont déjà existé dans l'enveloppe physique de l'âme. C'était l'époque où vous portiez la lumière, où vous maîtrisiez totalement la matière, l'époque où l'âme, le corps et la planète vibraient tous ensemble, totalement, dans les 6e et 7e dimensions.

Ces dimensions étaient vécues par la planète entière. C'était l'époque où vous étiez des hommes-dieux, des femmes-déesses. C'était l'époque de l'état de transmutation, où la transmutation était l'état planétaire. Souvenez-vous! Élargissez votre conscience dans la verticalité.

Ces chakras permettaient l'équilibre entre la verticalité et l'horizontalité, amenant une intégration plus grande de la croix (de l'épée) de la transmutation. Ceci, dans les 6e et 7e dimensions, dans la verticalité et l'horizontalité, dans l'équilibre parfait de tous les chakras.

FONCTIONS

Maintenant, étant donné que vous êtes non seulement en mutation sur la planète Terre, mais aussi en « trans-mutation », et que vous choisissez de vivre aussi bien la mutation du code génétique de l'ADN dans l'évolution de la race, que la trans-mutation de ce corps, il se développe une autre structure de vos racines célestes, au-dessus de votre tête, enracinée dans le crâne.

Cette autre structure est nourrie par ce nouveau chakra qui est en train de se développer dans le corps calleux, entre les deux hémisphères du cerveau. Lorsque ce chakra s'éveille par la force de la kundalini et la force de l'énergie spirituelle qui vous habitent, de votre couronne et de vos racines célestes, se développe une nouvelle structure énergétique qui aide votre âme à établir la communication avec d'autres plans de conscience permettant de servir ici et ailleurs. Cette structure ressemble, pour certains, à des chapeaux fort stylisés que vous avez portés dans diverses incarnations. Ces chapeaux n'étaient point l'effet du hasard. Ils étaient construits dans la représen-tation exacte des structures énergétiques que vous portiez et que vous portez encore maintenant (vous n'avez qu'à con-templer les différents dieux de l'ancienne et de la nouvelle Égypte).

Certains êtres, certains maîtres peuvent initier le dévelop-pement de ce nouveau chakra. Toutefois, ce chakra n'a point besoin d'une initiation extérieure pour s'éveiller, il peut s'éveiller par une auto-initiation.

Le développement de ce nouveau chakra, entre les deux hémisphères du cerveau, permet l'union du yin et du yang, la fusion des hémisphères en une seule et unique fonction, la communion profonde, la canalisation, la capacité pour vous de recevoir, avec encore plus d'intensité, le message prove-nant de vos frères et sœurs de lumière des autres dimensions et des autres planètes.

Ainsi, cette nouvelle structure s'élève au-delà de la cou-ronne et enveloppe la couronne. Nous ne parlons point du canal développé par les médiums; ceci est autre chose. Cette nouvelle structure que vous portez maintenant vous permet de recevoir une structure neutre implantée (implant neutre) et une structure lumineuse implantée (implant de lumière) qui viendraient énergiser vos chakras et harmoniser, stimuler les nouveaux chakras. Ils ne sont en fait que d'anciens chakras. Nouvel Âge, Ancien Âge, il n'y a point de séparation. Ces chakras furent étouffés, endormis par le coma terrestre, dans la mutation des dimensions inférieures et dans la descente de la race humaine sur la planète Terre.

Cependant, l'énergie de ces chakras est une énergie existante, il n'y a point de séparation. Ceci est toujours la même énergie et ces chakras sont liés à la sixième dimension. La sixième dimension n'est pas encore installée à l'échelle planétaire. Comme règle générale, nous pourrions dire que les chakras anciens se réveillent lorsque l'âme quitte la troisième dimension. Ainsi, plus l'âme et la personnalité s'alignent sur le chemin de l'authenticité et sur le chemin du but de l'incarnation, plus ces chakras peuvent s'ouvrir, se développer et prendre place dans la nouvelle structure.

Cette nouvelle structure permettra la communication avec la kundalini de la Terre, cette énergie, ce magma dans la profondeur rejoignant l'Intra-Terre. Ainsi vous êtes en communion avec les trois mondes : l'Intra-Terre, la Terre et l'Au-delà de la Terre. Vous retrouvez la description de ces trois mondes dans toutes les civilisations qui ont habité la Terre.

Souvenez-vous de vos vies de maître où vous étiez capable de reconnaître l'énergie des trois mondes et de fusionner cette énergie en vous.

Nous ne transmettrons point les noms de ces nouveaux chakras maintenant. Cependant, le but le plus important de ces chakras s'éveillant de plus en plus est d'aider la planète à atteindre l'état de transmutation qui est à venir, d'aider maints d'entre vous à se diriger dans cet éveil de la conscience, de vous aider à atteindre le passage du millénaire et surtout de vous aider à l'intégrer.

Ainsi, ces chakras vont retrouver leur fonction propre. Ils vont à nouveau s'éveiller pour bien intégrer et équilibrer la 6e dimension sur la planète Terre. Cette dimension existe de plus en plus dans certains lieux et elle sera soutenue par des êtres qui créeront bientôt des regroupements.

LOCALISATION

Nous allons débuter au niveau de la base. Il y a un chakra important localisé entre les chevilles et les genoux, à la hauteur approximative de l'attache du tendon d'Achille. Attention! Ceci n'est pas exactement à mi-chemin entre les genoux et les chevilles, mais un peu plus haut que les chevilles. Ce point est un point d'énergie vitale reconnue par la médecine chinoise. Toutefois, ceci est relié à un chakra ancien qui est à s'éveiller. Il y a aussi un autre point très précis entre le genou et le chakra de la base, à la base du triangle crée par le pli de l'aine. Vous n'avez qu'à contempler l'anatomie féminine ou masculine pour découvrir ces triangles à l'intérieur de chacune des cuisses. Ce chakra ancien est aussi relié à un point d'énergie vitale du chakra de la base, il est relié à la force de vie, à la base, à l'énergie kundalinique première, la force dite sexuelle.

Il y a un centre entre la base et le hara, localisé aussi dans un autre point d'énergie vitale très important, que nous croyons connu par la médecine chinoise et ayurvédique, un point d'énergie aussi très important pour le tantrisme. Il est à mi-chemin entre l'os pubien et le nombril. Ce chakra soutient l'énergie de la base en relation avec le hara. Ce chakra est relié à la pointe d'un triangle inversé. Il est aussi en relation avec le tendon d'Achille. Il soutient la force d'enracinement des jambes.

Il y a, à quelques centimètres sous le mamelon, deux chakras reliés en angle avec le plexus, associés à des points d'énergie reconnus par la médecine ancienne. Ils sont légèrement en retard dans leur développement. Ces chakras sont des chakras très puissants. Ils sont reliés à une structure énergétique qui, lorsqu'elle sera redéveloppée, aidera l'humain à s'installer dans la 6e dimension.

Il y a le cœur spirituel qui équilibre l'horizontalité des trois cœurs. D'abord la force du cœur physique et la guérison de ses blessures, le cœur karmique et la guérison de la blessure de l'incarnation et le cœur spirituel et la guérison de la relation avec les plans supérieurs. Ceci permet à l'horizontalité de s'ouvrir sur la compassion, l'amour, le partage et l'équilibre de la verticalité.

Il y a le chakra lunaire qui n'est pas très connu. Cette porte arrière de la conscience est aussi un chakra très ancien; il prendra de plus en plus de force dans le développement de l'état de transmutation, là où les ADN vont se fusionner, ADN céleste et ADN terrestre. Ce chakra lunaire nourrit la fusion du yin et du yang. Il permet que l'être ne soit ni homme ni femme, mais bien yin et yang unis. Il permet que l'harmonisation des hémisphères cérébraux s'installe en profondeur. Il permet à la conscience d'intensifier sa force, non seulement par le développement des capacités psychiques, mais aussi par sa capacité de s'unir à la force de vie, logée dans la colonne vertébrale. Ainsi, le chakra lunaire enracine le troisième œil, l'équilibre, la fusion des deux cerveaux, la naissance du cerveau ancien.

Vous retrouvez, au niveau du chakra lunaire, grâce à la compréhension qu'apporte le cerveau ancien, une autre horizontalité qui s'ouvre à la compréhension de la Terre dans le développement de la planète. Il existe aussi cet ancien/nouveau chakra, localisé dans le corps calleux, qui ouvre et aligne la verticalité pour qu'elle permette la descente de la 6e dimension sur la planète Terre.

Il y a encore d'autres chakras anciens qui sont localisés dans les chakras inférieurs des pieds et dans les chakras supérieurs. Il est fort aisé de les localiser. Ces chakras sont simplement là pour bien enraciner la fusion des trois mondes, l'Intra-terre, la Terre et l'Au-delà. Nous simplifions.

Les nouveaux chakras ont à peu près la même configuration, la même structure, le même couleur, la même forme de vortex que les chakras que vous connaissez. Un chakra est un chakra. Ils ont plusieurs vortex et ils sont en relation avec les autres chakras décrits dans cet enseignement.

Chez certains, ces nouveaux/anciens centres d'énergie sont profondément endormis; chez d'autres, ils sont en grand éveil. Tant qu'ils ne sont pas éveillés, leur structure ne peut s'installer. Il y a cependant un certain niveau de structure déjà existant. Dès que ces chakras seront mis en place, ils permettront un plus grand développement du corps humain, des corps subtils et du cocon de lumière. Il s'installera alors un développement plus sophistiqué, permettant à l'être d'évoluer sur la planète Terre à travers plusieurs autres dimensions non accessibles actuellement dans l'incarnation terrestre. Cependant, cette poussée d'évolution, ces grands changements dans le corps humain, ne parviendront point à maturité tant que la sixième dimension ne sera pas totalement installée sur la planète Terre.

Les nouveaux/anciens chakras sont ainsi dans l'attente de la 6e dimension, amenant des structures fort spécifiques qui permettront à l'individu d'évoluer avec le corps physique et toutes ses cellules, dans la fusion des ADN, dans des univers permettant la libre circulation de l'énergie de l'amour du prana.

Vous serez témoins qu'en l'an 2010, les chakras seront plus solides; cependant, cela dépendra de l'évolution de votre planète. Nous pouvons dire qu'il y a de grandes possibilités qu'en l'an 2060 les structures soient totalement en place sur la Terre. Toutefois, la 6e dimension est déjà là, nous parlons de la probabilité que la masse des âmes incarnées puisse la vivre.

TRANSFORMATIONS

Pour que l'âme incarnée puisse vivre cette transformation, il faut qu'elle ait quitté la 3e dimension et qu'elle ait fait, avec la personnalité, un choix conscient d'évolution au-delà de la masse terrestre, ce qui aura entraîné une grande désintoxication.

Plus les chakras sont alignés dans leur fonction, plus ils s'éveillent, se rééquilibrent et s'harmonisent. Plus leur nouvelle structure se met en place et plus l'âme doit s'épurer ainsi que la personnalité, le corps physique et les corps subtils. Cette désintoxication aide la fusion des ADN et permet au corps physique de se transmuter et de changer de forme. Tout se tient.

Gardez vos chakras existants bien en harmonie. Épurez vos chakras, laissez-les faire leur chemin, ne les stimulez point trop! Le chemin doit être retrouvé par l'énergie de vie qui habite l'être, par l'énergie fondamentale, et ceci appartient au choix de l'âme qui doit faire son chemin et le vivre. Ainsi, vous ne pouvez point forcer le développement de ces nouveaux chakras.

Ces chakras se sont atrophiés chez l'humain lorsque vous avez quitté la 6e dimension et que vous avez atteint des degrés vibratoires très bas en utilisant le pouvoir, le contrôle, le non-amour, etc.

Avec les nouveaux chakras, même si les configurations restent les mêmes, vous noterez que des structures nouvelles vont s'installer et prendre place à travers le cocon de lumière. Elles sont reliées aux chakras anciens. Ainsi, le cocon de lumière prendra des formes surprenantes et l'intensité de son énergie augmentera.

Les anciens/nouveaux chakras sont reliés à des points d'énergie vitale et non aux organes. Vous pouvez retrouver ceci dans les enseignements de la médecine chinoise. Vous aurez toujours besoin des chakras (décrits dans cet ouvrage) qui sont déjà en place. Il n'y a pas de chakra qui va se perdre pour céder la place à un autre. Toutefois, les chakras déjà existants vont s'affiner, ils vont devenir plus sophistiqués, ils vont s'ajuster et recouvrir le cocon de lumière.

En ce moment, ces chakras sont dans une teinte vibratoire d'un blanc doré, argenté, blanc éclatant, légèrement doré. Ceci crée une teinte qui se fusionne. Toutefois, les couleurs vont réapparaître grâce au passage de l'énergie vitale retrouvant le chemin de ces chakras, les nourrissant de plus en plus de l'intérieur et de l'extérieur ; alors des teintes émaneront de ces chakras.

La sushumna deviendra plus solide dans ses rebords et dans sa profondeur. Il y aura de nouvelles ramifications qui se promèneront d'un centre d'énergie à un autre et qui seront beaucoup plus élaborées. Ceci exigera davantage de capacité d'enracinement de l'enveloppe physique. Par le fait même, il s'ensuivra une conscience plus développée de l'âme, de la famille d'âmes, de ses liens avec les étincelles, avec les nébuleuses et d'autres vibrations. Est-ce que vous vous souvenez des familles d'âmes et de votre famille d'âmes ? Il existe d'autres univers, d'autres familles d'âmes, d'étincelles, de nébuleuses, etc. Ces nouvelles ramifications entraîneront l'éveil à la conscience de ces espaces, de ces liens, car tout se tient.

Certains d'entre vous recevrez des implants de lumière à travers les vases communicants (le système de communication interchakras) de ces chakras anciens dans le but d'aider leur développement. Tout implant de lumière a pour but d'éveiller l'être qui le reçoit alors que l'implant de non-lumière a pour but de retenir son éveil. Ainsi, il y aura des implants d'ombre qui viendront entraver ce développement. Les implants sont choisis et reçus consciemment ou inconsciemment par l'être pour emprisonner et étouffer certains centres d'énergie appelés chakras. Il en est de même pour les nouveaux chakras. Certains implants fort sophistiqués, commandés inconsciemment par l'entité, surgiront pour éviter de retrouver la souffrance connue lors de la fermeture et l'atrophie de ces chakras.

Il sera important de bien surveiller l'arrivée d'implants pour ceux et celles qui habitent les 4e et 5e dimensions. Nous nommons ces implants qui viennent maintenir l'état de non-conscience et de non-éveil de ces chakras.

Pour accompagner le développement des nouveaux chakras, retournez dans les mémoires où vous viviez totalement la 6e dimension, en Crête, en Lémurie.

Toutefois, ces nouveaux/anciens chakras ont été témoins de la chute de l'Atlantide, de la destruction de la Lémurie. Ainsi, il y a un karma associé à ces centres, car le karma est présent sur votre planète, vous ne pouvez pas les séparer. Ces chakras ne sont pas des entités à part, n'appartenant point aux lois universelles.

Soyez-en conscient, ce karma amènera le retour d'anciennes maladies.

Acceptez de vivre totalement le quotidien en choisissant d'aller guérir des espaces non guéris, d'aller vers l'autonomie. Les chakras ne sont point qu'énergie, l'énergie que vous ressentez sous les mains ; c'est aussi l'émotion, la forme-pensée, le choix d'un maître.

Personne ne peut faire route à la place du maître. Vous pouvez cependant élargir votre conscience grâce à des informations venant de vos rêves, à un plus grand contact avec les guides et à ce que l'âme choisit pour elle-même. Tout ceci stimule la conscience et l'aide.

Pour s'aider, les âmes incarnées qui habitent la 5e dimension retrouveront des auto-initiations. Elles n'auront pas besoin d'être initiés, elles s'initieront elles-mêmes. Ceci deviendra très clair à un moment donné.

L'âme saura qu'il est temps d'initier tel et tel chakra ancien ou nouveau pour équilibrer toute la structure énergétique, émotionnelle, psychique, et elle saura comment le faire. Il y a certes des initiations que vous recevrez, mais il y aura beaucoup d'auto-initiations, car ceci fait partie de l'autonomie spirituelle retrouvée.

En ce moment, nous ne pouvons point dire si tous les êtres sur la Terre peuvent vivre cette transformation, cela dépend de vous tous. Votre planète est en totale transmutation et son développement dépend de vous tous. Toutefois, un taux vibratoire est maintenu parce que les âmes qui habitent cette planète veulent bien le maintenir.

Cette planète va continuer de porter les dimensions que vous connaissez. Cependant il y aura davantage d'êtres qui vivront les 4e, 5e, 6e et 7e dimensions. Ceci augmentera, sans cesse.

L'ÉNERGIE PLANÉTAIRE

Les chakras de la Terre sont en grande mutation, en ce moment, car votre planète est en train de changer de taux vibratoire. La dimension actuelle qui habite votre planète est la 3e dimension. Votre planète a longuement vécu dans la 4e dimension pendant que les êtres qui l'habitaient étaient dans la 3e dimension. Ceci a amené une destruction de la planète. De grands espaces de la planète étaient dans la 5e et la 6e dimension. Ces espaces de transmutation ne sont point touchés, comme le Machu Picchu, certains lieux au Tibet et bien d'autres qui sont toujours dans les 6e et 7e dimensions.

Toutefois, il y a invasion de dimensions beaucoup plus basses. C'est pourquoi la planète a régressé. Il y a une très grande destruction des arbres, des forêts par l'homme qui habite les 3e et 2e dimensions. Il y a une révolte dans l'amour; la planète la vit. Ceci est un mouvement profond de désintoxication qui entraîne les âmes qui ne sont point dans la conscience à quitter.

Ainsi, la planète se désintoxique et certaines âmes se désintoxiquent aussi, tandis que d'autres vont retrouver, dans l'au-delà, le but de leur existence qu'elles avaient oublié sur la Terre. Soyez sans crainte, ceci n'est pas le jugement de Dieu, ceci est un processus naturel de désintoxication. Lorsque ceci sera vécu, la planète voudra retrouver les 4e et 5e dimensions et même se diriger vers la 6e dimension. C'est pourquoi il est urgent que les gens qui habitent la planète accompagnent ce mouvement.

Les chakras planétaires vont suivre cette transmutation; d'où le retour de l'Inquisition en Europe, car les chakras de la Terre étaient à se désintoxiquer d'une mémoire karmique, entre autre, dans les pays cathares. Vous remarquerez qu'il y a un passage fort délicat dans tous les pays cathares. Il y a bataille entre l'ombre et la lumière. Ceci n'est qu'un exemple. Des lieux de transmutation seront fortement visités par des dimensions beaucoup plus basses pour tenter de ralentir et de prendre pouvoir sur la dimension qui est déjà là, mais qui est vulnérable car en grand mouvement de transmutation. Ainsi, l'énergie planétaire est très délicate en ce moment, nous dirions fragile. Il en est de même pour toutes les âmes incarnées.

Ainsi, nous vous avons transmis beaucoup d'informations; ces enseignements sont là pour vous servir, utilisez-les avec amour.

Que la Source vous accompagne sur la voie de la guérison et de la Lumière!

Complétude

MAÎTRE DE SA VIE

Vous qui êtes maître de votre vie, vous serez aussi invité à transmettre votre expérience du divin en vous. Vous serez invité à enseigner dans maints lieux. Suivez votre intuition, suivez votre instinct, ceci est urgent. L'intuition vient de l'association, de l'harmonisation du hara avec le cœur et la conscience. Vous êtes prêt et beaucoup plus que vous ne le croyez.

Vous êtes de ceux et celles – et non point seulement vous, mais bien d'autres entités terrestres qui comme vous choisissent d'être maîtres de leur vie – qui prendront la relève. Telle est la responsabilité que vous avez choisi de retrouver dans cette incarnation. Vous n'y êtes point obligé, car vous êtes constamment libre. Vous êtes constamment libre.

Vous choisissez de porter la lumière et d'assumer l'expérience de Dieu dans votre incarnation. N'écoutez point les êtres qui vous disent : « Comment peux-tu t'appeler maître ? ».

Soyez-en convaincu, vous devenez maître en enseignant. Vous devenez maître en transmettant votre expérience. Ce n'est point en vous cachant sous la couverture de vos multiples connaissances que vous devenez maître. Ayez confiance en votre divinité. Continuez votre apprentissage. Continuez de vivre l'amour. Ne jugez point vos confrères et vos consœurs de qui, parfois, émanent des mouvements de colère et des mouvements de petitesse lorsqu'ils disent : « Ceci est ma voiture ». Ne jugez point... souriez, donnez l'amour. Ne jugez point ceux qui rient. Ne jugez point ceux qui pleurent. Ne jugez point ceux qui sont en colère. Ne vous comparez point entre vous : « celui-là est plus maître », « celle-ci est moins maître. » Quittez la troisième dimension en courant. Entraînez-vous dans la quatrième.

L'être qui choisit d'être maître de sa vie, pour l'être qui choisit de ne point vivre dans l'attraction terrestre, dans ce modèle répétitif de l'accusé, de l'accusateur, du souffre-douleur, du sauveteur, a besoin de sa couronne pour s'élever ; il a besoin du chakra de la couronne pour recevoir les informations et être guidé par sa propre divinité. Le maître ne questionne point. Le maître sait trouver ses réponses en lui-même. Le maître sait. Le maître reconnaît sa voie. Le maître reçoit la guidance. Et vous avez choisi d'être maître de votre vie. Vous avez certes choisi d'être guidé par la voie angélique ; toutefois vous devez tous trouver votre voie.

Et votre voie n'est point éloignée des Anges, elle n'est point éloignée du maître spirituel qui est sur la planète Terre. Les enseignements proviennent tous de la Source et votre voie n'est point éloignée de la Source. Votre voie se nourrit à la Source. C'est pourquoi il est fort important que vous développiez le chakra de la couronne, que vous développiez l'écoute des plans célestes, que vous sachiez reconnaître, que vous utilisiez votre discernement et que vous sachiez reconnaître les maîtres, vos propres voix ou votre propre divinité qui vous guident.

LE DISCERNEMENT

Vous avez toutes les réponses. Êtes-vous capable de les trouver en vous-même ?

Êtes-vous capable de faire confiance à la voix intérieure de votre conscience et de votre couronne? Êtes-vous capable de vous abandonner à la guidance des plans supérieurs? Êtes-vous capable de vivre sans confirmation? Êtes-vous capable de vous abandonner aux signes qui vous sont envoyés par vos guides, par la grandeur de votre âme, par votre famille d'âmes, par votre inconscient?

Qu'avez-vous vécu cette nuit? Êtes-vous capable d'être à l'écoute de ces signes de jour et de la nuit et d'analyser, dans l'amour et le respect, les symboles qui vous sont envoyés? Êtes-vous capable de les manifester?

Êtes-vous capable d'interpréter et de vous fier à votre intuition, à votre guidance? Car plus vous évoluez dans les plans de conscience supérieure, plus vous quittez l'emprisonnement et l'illusion de la sécurité terrestre.

Il est important que vous reconnaissiez votre capacité de recevoir les enseignements qui vous touchent dans la méditation, dans la prière et de vous abandonner à votre canalisation, à vos guides et à la Présence qui vous habite. Ceci se vit à travers le chakra de la couronne. La fleur de lotus vous sert d'antenne et permet le développement des antennes célestes.

Le maître se questionne constamment. La voix qu'il entend, est-ce celle de l'ego spirituel? Est-ce la voix de l'ego personnel? Est-ce la voix de l'ego professionnel? Est-ce la voix de l'âme blessée à travers son expérience karmique?

Le discernement, n'est-ce point? Non point le jugement, le discernement!

Comment reconnaître la Voix de toutes les voix? Comment discerner? La réponse est fort simple. Connaissez-vous votre vérité? Êtes-vous en lien avec l'authenticité qui vous habite? Avez-vous le courage, la force intérieure de reconnaître vos besoins et de pouvoir dire ce qu'il en est? Que cela est le besoin de votre cœur, ceci est le besoin de votre âme ou cela est le besoin de votre personnalité? Au plus profond de vous-même, vous savez ce qui est vrai pour vous et ce qui n'est point vrai pour vous. La réponse à vos questions est dans l'énergie du cœur. L'authenticité est là, en vous.

Les besoins de la personnalité sont basés sur les blessures. Si dans maintes vies vous avez été très pauvre et en avez souffert, et que dans cette incarnation vous avez reproduit ce modèle pour vous libérer du conditionnement de la pauvreté, il se peut que votre personnalité veuille à tout prix être millionnaire, et qu'elle soit fixée dans l'attente des millions. Est-ce l'authenticité pour vous?

Il se peut que vous développiez la conscience que ceci est un besoin de la personnalité, ou que cela est un besoin de l'âme à cause de l'influence karmique. Toutefois, ce million n'est point le potentiel de votre âme. Ce million n'est point la vérité de votre âme. Si vous niez ce besoin d'être millionnaire et que vous le jugez, que vous dites que ce n'est point spirituel et que vous le jetez à la poubelle, jamais vous ne rencontrerez la blessure qui est cachée sous ce besoin. Cependant, si vous vous permettez de reconnaître ce besoin, si vous vous permettez de ne point le juger et de retrouver sa source et de la guérir, il se peut que vous mainteniez le besoin; toutefois, le besoin ne créera point une déchirure dans l'âme, car ayant guéri la source de votre besoin, vous pourrez harmoniser les besoins de l'âme avec les besoins de la personnalité. Il n'y aura plus de séparation. Et votre présence sera authentique.

Ce que nous tentons de vous dire, c'est: «Éveillez-vous!» La présence est authentique si votre chakra de la base est authentique. Si vous niez qui vous êtes, si vous niez votre légende personnelle, si vous transformez les messages que vous recevez pour les adapter à votre blessure, à vos conditionnements, à votre refus de vous reconnaître, si vous maintenez votre cœur fermé, il vous sera difficile de reconnaître la voix de l'authenticité portée par la Voix de votre âme. Vous aurez tendance à écouter la voix de l'ego blessé et ainsi de fuir la blessure.

L'authenticité, l'authenticité ! Oser reconnaître votre authenticité, c'est oser reconnaître que vous allez devenir autonome. Voilà ce qu'est la naissance spirituelle !

L'autonomie n'est point qu'affective, elle est aussi spirituelle. Pour vous permettre de fusionner, vous ne devez point être attaché. Seule la mort à vos attachements vous permet de vivre votre authenticité et de vous fusionner.

LES MAÎTRES

Lorsque le maître transmet l'enseignement et qu'il n'est point authentique, les enseignements n'ont point la portée voulue. Ils sont dans la distorsion, tout simplement, d'où l'importance pour vous d'intégrer les enseignements dans tous vos chakras et d'oser porter ces enseignements dans l'expérience de votre vie.

Comment reconnaître que le message que vous recevez de la voix intérieure est juste ? Contemplez votre quotidien. Parlez-vous d'amour ? Agissez-vous dans l'amour ? Vous avez la réponse. Attirez-vous l'amour ? Vous avez la réponse.

Même si vous le vouliez, vous ne pourriez point vivre la vie du Christ, mais vous portez en vous le Christ. Et vous portez en vous tous les maîtres qui sont passés, qui ont fait leur chemin sur la planète Terre. Certains sont connus, d'autres n'étaient point connus. Toutefois, ils avaient tous une mission spécifique qui était de répandre la lumière, de répandre la parole d'or au-delà de tout système de croyances religieuses. Leur chemin était un chemin d'humilité, un chemin de grâce, un chemin de total abandon à la Source divine en eux, à la Source divine qu'ils ont choisi de canaliser. Ces maîtres ont tous reçu un appel, tout comme vous, et ils ont tous vécu des tests, tout comme vous.

C'est pourquoi nous vous invitons à être léger, à être fluide, flexible, et à accueillir les tests dans la joie. Car le maître aime les tests, les tests le renforcissent, les tests l'aident à vérifier s'il est toujours sur son chemin de vérité. Non point sur le chemin des Anges, non point sur le chemin de Ramtha, non point sur le chemin de Saï Baba, non point sur le chemin de Gurumayi, mais bien sur son propre chemin. Vous aurez à vous détacher de vos maîtres extérieurs, car le maître est le maître et ce maître est le maître de sa vie. Ceci est le réel chemin initiatique.

Vous êtes le maître de vos détachements. Vous êtes le maître de vos tests. Vous êtes le maître de vos multiples apprentissages. Vous êtes le maître de vos enseignements. Vous êtes le maître de votre cœur. Vous êtes le maître de votre hara. Vous êtes le maître de votre conscience. Vous êtes le maître de la vie qui circule en vous. Où est votre chemin? Votre chemin est en vous.

Il n'y a point de séparation. Vous êtes dans l'égrégore des maîtres. Il y a plusieurs maîtres qui vous guident. Ne soyez point dans l'illusion d'un seul maître. Il y a plusieurs maîtres qui vous guident. Il n'y a point que le Christ. Le Christ fait partie de tous les autres maîtres. Et quelle fut la voie de ces maîtres? Questionnez-les dans votre sommeil. Lisez la vie des maîtres. Quelle est cette voie? Une voie d'humilité, une voie du cœur, une voie de la joie, une voie d'amour. Ces maîtres n'attendaient point qu'il y ait foule pour enseigner. Ils enseignaient à un regroupement de deux ou trois, comme ils pouvaient enseigner à un regroupement de mille. Pour eux, il n'y avait point de différence.

Vous êtes profondément guidé. Certes, comme vous êtes libre, vous pouvez continuer à être un bébé-maître et à questionner les anges sur votre vie personnelle. Et nous vous disons: «Élevez votre conscience, élevez votre vie personnelle, rendez-la *transpersonnelle* et écoutez votre appel». Ce n'est point à nous de vous dire où aller et où ne point aller, car vous êtes le seul maître de votre vie.

Pour vivre votre mission de vérité, pour vivre et continuer de suivre votre appel, continuez de purifier votre cœur. Continuez de purifier votre hara. Continuez de purifier votre conscience. Choisissez de vivre consciemment dans l'amour inconditionnel. Si, consciemment, tous les jours, vous vous assurez de vous détacher là où vous aimeriez vous attacher, si, consciemment, vous vous libérez de ce qui vous alourdit et vous retient, vous découvrirez la légèreté, car il est important d'être libre pour entendre l'appel.

Vous avez l'impression que vous ne savez plus où aller, car vous savez que vous êtes en train de quitter votre vie passée et que cette vie fait déjà partie d'une ancienne vie, dans la même vie. Toutefois, vous ne savez point, car vous n'avez point encore osé entendre. Entendez, soyez à l'écoute et vous recevrez l'appel d'une façon fort spécifique.

Vous n'êtes point obligé de suivre cette voie. Lorsque vous serez invité par la vie, par la Source, par vos guides, à prendre un engagement avec vous-même, cet engagement vous fera changer de niveau vibratoire. Ceci n'est point miraculeux. Ceci n'est point magique. Vous connaissez la puissance de l'intention et de l'engagement. L'engagement crée l'alignement, non point dans la rigidité, mais dans la souplesse. L'engagement se vit dans l'énergie du hara, dans l'énergie du cœur, dans l'énergie de la conscience. Êtes-vous réellement prêt à aligner votre vie? Êtes-vous réellement prêts à vous engager?

Dans les semaines, les mois et les années à venir, vous serez appelé à voler de vos propres ailes, à suivre votre voie.

Vous qui vivrez l'engagement face à vous-même en tant que maître de votre vie, vous allez entendre un appel fort spécifique et vous recevrez un message très précis. Certains l'ont déjà reçu, d'autres le recevront. Cet appel ne vient point de nous. Cet appel vient de l'égrégore des maîtres et de vos guides. Cet appel concerne votre âme et son action. Vous saurez comment sera cette action. Vous aurez la vision. Cette vision viendra par le chakra de la couronne, puis elle sera communiquée à votre conscience pour rejoindre votre cœur et votre hara. Vous aurez constamment le choix de passer à l'action ou de retenir cette action.

Avec vous, nous n'hésitons point à utiliser le terme *mission*, car vous savez qu'il n'existe point de grande ou de petite mission. Il existe l'appel. Cet appel est unique pour chacun d'entre vous.

Certains seront appelés dans un autre lieu ; cette invitation viendra de votre propre source, dans votre voie de maîtrise. D'autres seront invités à maintenir leur enracinement là où ils sont. Et d'autres seront invités, dans quelques années, à un rendez-vous très précis. Des êtres les suivront dans des lieux aux vibrations élevées, des lieux sacrés, pour recevoir d'eux des enseignements. Vous recevrez tous l'appel.

Vivre cet appel vous aidera à compléter, en accéléré, cette voie de maîtrise de votre vie. Ainsi, vous serez de ceux qui créeront le lien.

Vous avez à poursuivre votre chemin. Vous avez à continuer sur cette voie, qui est d'élever la conscience de votre planète, d'élever et de guider les humains dans une reconnaissance de leur divinité et dans une élévation de conscience, les guider à reconnaître l'importance de tous leurs centres vibratoires appelés chakras, dans l'utilisation de ces chakras jusqu'à l'atteinte des racines célestes, pour les enraciner dans les racines terrestres. Vous avez accepté d'accueillir totalement la souffrance de cette planète pour l'élever, la transcender et reconnaître la joie, la paix de la conscience et sa fusion aux plans célestes.

Postface

En ce moment, sur votre planète, vous êtes témoin de deux phénomènes qui peuvent sembler opposés, deux phénomènes qui touchent la relation que vit l'enveloppe physique, le temple de l'âme, en relation avec l'évolution de l'âme qui habite son temple et l'évolution planétaire, l'évolution interstellaire. De plus en plus d'âmes vont errer à côté de leur enveloppe physique. Ce refus d'habiter l'enveloppe physique est dû à l'accélération du mouvement de la peur, des doutes et de la confusion que l'ombre semble semer sur votre planète. Maintes âmes vont refuser d'habiter l'enveloppe physique, leur temple, et vont cheminer à côté de leur enveloppe, sans pour autant couper la corde d'argent (voir le lexique). Toutefois, la corde d'argent deviendra de plus en plus fragilisée par ce besoin d'errance. Ceci est l'expression d'un mouvement extrême.

Nous lisons aussi que les âmes qui choisissent d'habiter leur temple, de se solidifier dans leur conscience et leur action, évitant ainsi d'être ballottées par les vents de peur, de doute, de confusion, de haine et de destruction, vont s'enraciner, à l'opposé de l'errance. S'enraciner dans leur action, dans leur pensée et dans leur cœur. Ceci créera un mouvement de pénétration de l'influence de Shambala (voir le lexique) et des Maîtres, dans la sushumna des différents êtres qui habitent leur temple. Vous savez qu'il existe, en ce moment, depuis le passage au nouveau millénaire et déjà antérieurement, une descente des royaumes des cieux, une descente des maîtres. Certains sont présents dans une incarnation terrestre, d'autres communiquent des enseignements d'autres façons. Leurs messages sont des messages de paix, de non-violence, de communication non violente, de communication dans l'amour. Ce sont des messages de reconnaissance des codes anciens qui ont déjà existé sur cette planète, d'éveil de la mémoire christique et divine que votre planète a déjà portée. Ce phénomène de pénétration de l'influence de Shambala permettra au cœur de chacun des chakras de se creuser encore plus dans la profondeur de la sushumna. Ainsi la sushumna prendra une expansion. Elle sera de plus en plus creusée par la force d'amour des plans supérieurs de la conscience et la force d'amour des plans de l'Intra-terre. Ceci permettra aux chakras, dans leur cœur, de prendre encore plus assise dans la profondeur de la vibration kundalinique qui existe déjà. Toutefois, la vibration kundalinique sera amplifiée par la descente vibratoire des royaumes des cieux et la montée vibratoire des royaumes de la Terre.

Ces usines d'amour que sont les centres d'énergies des chakras, deviendront de plus en plus efficaces dans l'action du maître, qui est l'action de transmutation.

Ceci permettra à la force du Graal (voir le lexique) de s'enraciner dans les cellules de l'âme et de la personnalité, chez chacun des êtres qui choisiront d'habiter leur temple. Ceci permettra l'assise de la 5e et de la 6e race (voir le lexique) et permettra la fusion des codes génétiques célestes et des codes génétiques terrestres

Ainsi, nous venons de nommer l'évolution des chakras déjà existants. Par le fait même, ce nouvel enracinement, que vivront en leur cœur tous ces centres d'énergie, sera soutenu par le développement des nouveaux et des anciens chakras, développement qu'il soutiendra à son tour. Nous disons bien, nouveaux et anciens, car certains chakras sont totalement nouveaux et d'autres sont d'anciens chakras qui se réveillent.

EXPLORATION

Maintenant, si vous le choisissez, nous allons vous guider dans une dernière expérience touchant directement la Porte du Ciel. Cet exercice est certes une auto-initiation pour vous. Nous n'allons pas initier ce rituel en vous. Vous allez l'initier vous-même. Pour ce faire, si cela est possible, nous vous invitons à vous installer en position de méditation. Il est important que la colonne vertébrale soit en position d'étirement sans forcer la musculature. Il est aussi important que la tête soit alignée et que votre colonne cervicale soit alignée avec votre colonne dorsale.

Vous aurez besoin de vos mains. Nous vous suggérons d'unir vos mains ensemble, non point d'entrecroiser les doigts, mais bien de permettre que chaque doigt se touche en prenant conscience des chakras logés à l'intérieur des mains, au bout de chacun de vos doigts et à l'intersection de chacune des articulations de vos doigts. Dans vos mains sont les chakras qui expriment l'énergie de l'amour de votre cœur et de vos cœurs. Ce sont les chakras qui donnent et qui reçoivent l'amour et la guérison, la communication, la communion.

En tout premier lieu, déposez vos mains l'une contre l'autre. Les mains se rencontrent devant le chakra du cœur. Laissez-les se reposer.... et allez puiser à la source d'amour qui vous habite... Reconnaissez les réactions.....!

Les mains déposées devant le cœur, vos doigts se touchent, les chakras des mains se rencontrent et vous allez puiser à la source d'amour. Utilisez le Souffle divin ...

Puis, vous laissez les chakras des mains s'entrouvrir et le bout de vos doigts se maintiennent ensemble ... Vous écartez les mains tout en maintenant le bout des doigts et vous allez déposer ainsi les mains écartées devant l'ombilic, le hara, et vous allez respirer, par vos mains, votre pouvoir intérieur, votre puissance, toujours à travers le hara et l'amour qui est dans vos mains.

Inspirez... Expirez..... Le maître intérieur se recentre... et puise à sa puissance intérieure.

Et à nouveau, le cœur; les mains se referment et le maître intérieur se recentre à nouveau dans son cœur... Le Souffle divin...

Maintenant, montez les mains vers la conscience, et les deux pouces se touchant, touchent aussi la conscience, et les index, les majeurs et les autres doigts sont dirigés vers la couronne. Les mains peuvent être écartées, non point les doigts. Le Maître intérieur se retrouve devant sa puissance divine, il se nourrit au centre de la divinité en lui-même et il baigne dans la conscience de la Conscience, dans le Souffle divin.

Inspirez... Expirez. ... Le maître se recentre....

Les mains continuent de monter et les poignets viennent s'asseoir sur le chakra de la couronne. Les doigts: pouce, index, majeur et les autres sont dirigés vers les plans supérieurs de la conscience. Le maître va puiser aux Portes du Ciel et le maître demande sa question. Posez votre question intérieurement (exemples: Quel est le but de ma vie? Quelle est la vision de mon âme?).

Dès que la question est posée, le maître redescend les mains à la conscience. Même position: les pouces touchent la conscience et les doigts sont dirigés vers les plans supérieurs, les paumes des mains sont écartées et le maître se recentre dans sa Divinité et attend la réponse.

Les mains descendent devant le cœur et les paumes se rejoignent, les mains se déposent devant le cœur. Le maître continue d'attendre sa réponse et se repose dans son cœur. Inspirez... Expirez. Les mains du maître redescendent devant le hara, paumes écartées, doigts ensemble, le maître reçoit sa réponse dans l'authenticité. Respirez.

La réponse reçue, le maître se dirige à nouveau vers son cœur et remercie. Si la réponse n'est point reçue, le maître se dirige vers son cœur, remercie et continue de se mettre en disponibilité. Il maintient son état de disponibilité à la réponse.

Respirez profondément, inspirez, expirez et à nouveau inspirez encore plus profondément et expirez. Préparez-vous à clore dans la gratitude, peu importe s'il y a eu réponse ou non. S'il n'y a point eu de réponse, maintenez la disponibilité, l'ouverture.

Nous vous remercions. Vous pouvez en tout temps transmettre ce rituel aux âmes qui ont choisi de cheminer en votre présence, qui choisissent de suivre vos enseignements. Cela est-il clair? En tout temps, vous pouvez transmettre les enseignements reçus lorsqu'ils sont intégrés en vous-même. Ils ne sont point la répétition de ce que nous avons dit, ils sont la vibration de qui vous êtes.

Nous vous remercions.

Que la Source vous accompagne en cette journée d'amour et lumière. Soyez disponible à la réponse intérieure, tout n'est point terminé. Vous recevrez encore des signes. Soyez à l'écoute, Nous vous remercions de votre réceptivité.

Archange Michaël
Août 2004

Annexe

Exercices pour l'harmonisation des chakras par le chant universel Om

Assis sur une chaise ou en position de lotus, le dos bien droit, le menton légèrement entré (pour éviter que la tête bascule vers l'arrière), vous débutez, avec la plus basse tonalité que vous pouvez chanter, à émaner le son Om en le dirigeant consciemment dans le chakra de votre base.

Vous répétez ce son trois fois en faisant rouler si possible le son dans votre base.

Puis, vous changez de tonalité en montant d'une semi-octave et vous laissez émaner le son Om trois fois dans le chakra du hara.

Vous poursuivez ainsi trois autre fois en changeant de tonalité d'une semi-octave dans le chakra du plexus... une demi-octave plus haute dans le chakra du cœur... une semi-octave plus haute dans le chakra de la gorge (toujours 3 fois)... une semi-octave plus haute dans le chakra de la conscience... une semi-octave plus haute dans le chakra de la couronne.

Par la suite, vous retrouvez le silence et vous laissez votre souffle se poser naturellement.

Cette pratique peut être accompagnée de la main droite ou de la main gauche ; elle suit alors l'élévation du son universel trois fois dans chacun des chakras. La main suit et enveloppe chacun des chakras sur la face ventrale du corps, à quelques centimètres devant chacun des chakras.

Il est important de bien articuler le Ommmmm en permettant aux lèvres d'épouser la forme du O et de laisser vibrer le mmmmm.

Base : om, om, om
Hara : om, om, om
Plexus : om, om, om
Cœur : om, om, om
Gorge : om, om, om
Conscience : om, om, om
Couronne : om, om, om

Nous vous remercions

Lexique

Chakra :

Mot sanscrit signifiant « roue d'énergie », image représentant les centres d'énergie dans le corps.

Corde d'argent :

Nom populaire désignant le lien énergétique reliant l'âme au corps physique et qui se rompt lorsque l'âme quitte le corps au moment du décès.

Dimensions :

Niveaux vibratoires.

Graal :

Dans le contexte du présent ouvrage, ce terme désigne un réceptacle symbolique dans lequel on retrouve l'énergie du Christ intérieur (ou du Moi supérieur).

Hara :

Deuxième centre d'énergie (chakra) associé à l'ombilic.

Ida :

Mot sanscrit signifiant un nadi situé le long de la colonne vertébrale et transportant l'énergie lunaire (Yin / féminin).

Kundalini :

Mot sanscrit désignant une énergie vitale localisée dans les profondeurs des dernières vertèbres.

Nadis :   Mot sanscrit désignant les circuits éner-
                  gétiques reliant les différents centres
                  d'énergie dans le corps.

Pingala :   Mot sanscrit signifiant un nadi situé le
                  long de la colonne vertébrale et trans-
                  portant l'énergie solaire (Yang / masculin).

Prana :   Mot sanscrit signifiant l'énergie univer-
                  selle que l'on retrouve dans l'air am-
                  biant.

Shambala :   Lieu énergétique aux vibrations très éle-
                  vées, intangible mais lié à la Terre, sou-
                  vent désigné comme le «Royaume des
                  Maîtres».

Shusumna :   Mot sanscrit signifiant un chemin vibra-
                  toire qui, tel un canal, se loge tout le long
                  de la colonne vertébrale où circule
                  l'énergie vitale.

5e et 6e dimensions : Degrés élevés d'évolution de l'huma-
                  nité.

Pour rejoindre l'auteure

À la suite de la publication de ce livre, et pour favoriser l'intégration des enseignements sur les chakras, des séminaires seront offerts en Europe et au Canada, en transmission médiumnique. Un séminaire avancé, offrant des enseignements, des traitements et des transes, sera également présenté.

Pour toute information sur les activités en transmission de Marie Lise Labonté, veuillez consulter le site *www.soame.com*

Pour toute information sur les autres activités de Marie Lise Labonté, nous vous invitons à consulter le site *www.marieliselabonte.com.*

Voici les coordonnées pour nous rejoindre:

Par courriel: *info@marieliselabonte.com*

Au Canada:
Productions Marie Lise Labonté inc.
Casier postal 1487
Succursale Desjardins
Montréal, Qc, Canada, H5B 1H3
Tél.: (514) 990-1597
Fax: (514) 286-0216

En Europe:
Contact:
France
Tél.: 01.45.32.12.25
Fax: 06.24.12.31.36